AF634561

Isabelle Schneider

EINE MINUTE HEBAMMENWISSEN

3. Auflage Juli 2025

Veröffentlicht im Trabanten Verlag
Berlin, Juli 2025
Copyright © 2025 by Trabanten Verlag
Alle Rechte vorbehalten
ISBN: 978-3-98697-072-7

www.trabantenverlag.de

Isabelle Schneider

EINE MINUTE HEBAMMENWISSEN

TRA
BAN
TEN

INHALT

Liebe werdende Eltern,

von Herzen gratuliere ich euch zu diesem wundervollen und aufregenden Abschnitt eures Lebens! Die Vorfreude auf die Ankunft eures kleinen Wunders ist sicherlich von unzähligen Fragen und Emotionen begleitet.

Als Hebamme ist es mir eine Herzensangelegenheit, euch Sicherheit zu vermitteln und dabei zu unterstützen, jeden magischen Moment in seiner ganzen Fülle zu genießen. Ihr werdet auf eurer Reise viele Höhen und vielleicht auch einige Herausforderungen erleben. Mit diesem Buch findet ihr einen vertrauensvollen Begleiter, der euch mit praktischem Wissen, liebevollen Tipps und persönlichen Erfahrungen zur Seite steht.

Mit Liebe, Geduld und der Unterstützung eurer inneren Stärke werdet ihr jede Hürde überwinden und unvergessliche Augenblicke erleben, die euer Herz für immer berühren werden.

Herzlichst
Eure Hebamme Isabelle

Schwangerschaft

ZWEI STRICHE, TAUSEND EMOTIONEN!

Sind zwei Striche zu sehen? Herzlichen Glückwunsch, du bist schwanger! Du spürst dein Herz schlagen, kannst deine Gedanken nicht sortieren und weißt nicht, ob du jubeln oder weinen sollst? Und an was musst du jetzt alles denken?

Keine Sorge, ich stehe dir mit Rat und Tat zur Seite! Vereinbare einen Termin bei deiner Frauenärztin oder deinem Frauenarzt. Suche dir eine Hebamme, die dich auf der spannenden Reise begleitet. Leider sind in vielen Teilen Deutschlands Hebammen rar, beginne somit deine Suche so schnell wie möglich. Besorge dir außerdem ein Folsäure-Präparat in der Apotheke. Folsäure unterstützt die Entwicklung deines Babys, vor allem in den ersten zwölf Wochen. Trinke ab heute keinen Alkohol mehr, lege deine Zigaretten zur Seite und verzichte auf rohe, tierische Produkte, abgepackte Salate und wasche dein Obst und Gemüse gründlich. Auch Koffeinquellen wie Kaffee, schwarzer Tee und Energiedrinks solltest du jetzt ersetzen, da sich schon kleine Mengen Koffein schlecht auf dein Ungeborenes auswirken können.

EURE REISE BEGINNT

Die nächsten zehn Monate werden eine aufregende Zeit. Unter deinem Herzen wächst ein neues Menschlein heran und bald wirst du die kleinen Bewegungen spüren können. Höre ab nun auf deinen Körper und schenke ihm deine volle Aufmerksamkeit, denn er wird die nächsten zehn Monate Großartiges leisten. Er läuft ab Tag eins auf Hochtouren. Lass uns gemeinsam auf die Reise gehen und Schwangerschaftsmonat für Schwangerschaftsmonat entdecken.

Dein erstes Trimenon – Die Zeit der Hormonumstellung

Spürst du schon deine empfindlichen Brüste? Deine Milchdrüsen bilden sich aus, deine Brust wird größer. Auf dem Brustwarzenhof bilden sich kleine Höckerchen, die *»Montgomerydrüsen«*. Sie geben ein Sekret ab, um deine Brust vor Infektionen zu schützen, die Haut zu pflegen und sondern einen Duft ab, der deinem Baby nach der Geburt den Weg zur Nahrungsquelle weisen wird. Ist die Natur nicht faszinierend? Dein Haar wird dunkler und voller durch das Hormon Progesteron und das Hormon Östrogen lässt deine Haut schöner werden. Pickelchen verschwinden, Falten glätten sich – das ist der sogenannte *»Schwangeren-Glow«*. Durch die Hormonumstellung können dich die ersten Wochen Übelkeit und Erbrechen plagen. Auch Müdigkeit ist meist im ersten Trimenon eine Begleiterscheinung, da du jetzt für dein Baby vermehrt Blut bilden musst. Auch wenn du dich in den ersten Wochen mit Unwohlsein und schmerzenden Brüsten herumschlägst und alles andere als den Glow spürst – er wird kommen! Das strahlende zweite Trimester steht bereits in den Startlöchern!

1. Monat
   Nach der Befruchtung beginnt die Zellteilung und aus einem kleinen Zellklumpen wird ein Embryo, so groß wie ein Mohnkorn. Auch die ersten Nervenzellen werden schon gebildet.

2. Monat
   Dein kleiner Fötus hat jetzt Gliedmaßen, produziert sein eigenes Blut und sein Herzchen schlägt. In höchster Geschwindigkeit wurde aus einem kleinen Mohnkorn eine Himbeere.

3. Monat
   Nun beginnt sich der Fötus zu bewegen und menschliche Züge sind zu sehen. Der letzte Feinschliff in der Organanlage passiert und dein Baby wächst auf die Größe einer Zwetschge heran. Deine Übelkeit verschwindet, dein Appetit kehrt zurück und die Müdigkeit verabschiedet sich. Zwölf Stunden wach sein, sind ab nun keine Herausforderung mehr.

Dein zweites Trimenon – Zeit zum Strahlen

Spürst du deine neue Energie? Auch wenn jetzt BHs und Hosen anfangen zu kneifen, darfst du dich an mehr Power und Lebenslust erfreuen. Ab der 20. Woche ist langsam das Babybäuchlein zu sehen und du spürst die ersten Kindsbewegungen. Dein Körper lagert im zweiten Trimenon vermehrt Wasser ein und deine Brust kann immer wieder einen Tropfen Muttermilch verlieren.

4. Monat
   Dein Baby wächst jetzt von einem Pfirsich zu einer Avocado heran und wiegt schon circa 150 g. Die Geschlechtsorgane sowie das Darmsystem reifen aus und die Proportionen von Kopf und Körper gleichen sich aus.

5. Monat
   Nun kann das Geschlecht deines Babys durch einen Ultraschall bestimmt werden und du spürst die ersten Bewegungen. Das kleine Wesen nimmt weiterhin fleißig zu, wiegt am Ende des fünften Monats schon circa 400 g und wächst auf die Größe einer Mango heran. Und nicht nur das! Nun reagiert es auf Geräusche und nimmt deine Stimmungslage wahr. Deine Gefühlshormone werden zu deinem Baby transportiert und dein Baby verspürt ähnliche Emotionen.

6. Monat
   Weiter wächst es fleißig auf eine Größe einer Papaya mit circa 700 g heran. Dein Baby hört jetzt nicht nur alles mit, sondern nimmt auch den Geschmack des Fruchtwassers wahr. Das Gleichgewichtsorgan bildet sich aus und dein Baby schlägt Purzelbäume.

7. Monat
   Dein Ungeborenes kann jetzt lachen, weinen, Schmerzen empfinden und Lichtquellen erkennen. Es reagiert auf seine Außenwelt mit Bewegungen. Nun ist dein Baby grundsätzlich überlebensfähig. Am Ende des siebten Monats hat dein Baby die Größe einer Aubergine und wiegt bis zu 1200 g.

Dein drittes Trimenon – dein Körper im Countdown-Modus

Du trägst unter deinem Herzen ein kleines, lebensfähiges Menschlein mit sechs Sinnen. Es nimmt immer weiter an Gewicht und Größe zu und kostet dir viel Platz im Bauch, was zu häufigen Toilettengängen führt. Nicht nur Schwangerschaftsbeschwerden, sondern auch der Nestbautrieb nimmt zu. So langsam bereitest du dich auf die Geburt vor und deine Gebärmutter übt schon fleißig, sich zu kontrahieren. Dein Körper verlangt jetzt wieder mehr Ruhe und Schlaf.

8. Monat
   Stimmen sowie Hell-Dunkel-Kontraste kann dein Baby jetzt unterscheiden! Im Bauch wird es immer enger und es positioniert sich in die Geburtsposition. Bis zu 1800 g bringt es mittlerweile auf die Waage, und wie du im Spiegel feststellen kannst, trägst du einen wundervollen Babybauch in der Größe eines Kürbisses vor dir her – ein bezaubernder und einzigartiger Kürbis.

9. Monat
   Dein Baby ist jetzt vollständig entwickelt, denn auch das letzte Organ, die Lunge, ist jetzt ausgereift. Dein Baby nimmt ab sofort bis zu seiner Geburt nur noch an Gewicht zu und genießt die letzten Wochen in Mamas Höhle. Es wiegt jetzt circa 2700 g.

10. Monat
   Dein Baby ist nun bereit für die Geburt. Jederzeit kann es losgehen. Tanke nochmal Kraft, geh in Verbindung mit deinem Ungeborenen und bereitet euch gemeinsam auf die Geburtsreise vor. Dein Baby spürt ebenfalls, dass eine Veränderung ansteht.

DEINE SCHWANGERSCHAFTSVORSORGE

In regelmäßigen Abständen, anfangs monatlich, später zweiwöchentlich, wird deine Schwangerschaft professionell durch eine Hebamme oder eine Gynäkologin oder einen Gynäkologen überwacht. Auch im Wechsel können Vorsorgen stattfinden. Sie dienen der Gesunderhaltung von dir und deinem Baby. Alle vorgeburtlichen Untersuchungen und Beratungen sind in der Mutterschafts-Richtlinie geregelt und werden von den deutschen Krankenversicherungen übernommen.

Ab sofort wird in einen Becher gepinkelt

Bei jedem Vorsorgetermin wird dein Urin auf Zucker und Eiweiß getestet, um einen Diabetes und eine Präeklampsie, im Volksmund auch Schwangerschaftsvergiftung genannt, auszuschließen. Zudem wird dein Blutdruck gemessen und dein Körper auf Wassereinlagerungen und Krampfadern untersucht. Danach ist dein Baby an der Reihe. Deine Gebärmutter und dein Ungeborenes werden abgetastet, um das Wachstum und die Lage deines Babys sowie die Fruchtwassermenge einzuschätzen. Eine Vitalitätskontrolle gehört ebenso zu jeder Vorsorge – hier wird der Herzschlag deines Babys für eine Minute mittels Pinardrohr oder einem kleinen tragbaren Ultraschallgerät ausgezählt.

Der Mutterpass – Dein Ticket für eine sichere Reise durch die Schwangerschaft

Würdest du nach Südafrika reisen ohne deinen Reisepass? Nein, denn die Fluggesellschaft würde dich nicht mitnehmen. Ähnlich wichtig ist die tägliche Mitnahme deines Mutterpasses während deiner Schwangerschaftsreise, nur dass dieser dir und deinem Baby im Notfall das Leben rettet! In diesem Dokument sind alle relevanten Informationen über dich und dein Baby festgehalten, damit medizinisches Personal im Ernstfall schnell und effektiv handeln kann. Deinen Mutterpass erhältst du von deiner Hebamme oder deiner Frauenärztin beziehungsweise von deinem Frauenarzt bei der ersten Vorsorge.

Geburtszeitraum statt Geburtstermin

Dein Entbindungstermin wird nach der sogenannten Naegele-Regel berechnet, indem man bei einem 28-Tage-Zyklus den ersten Tag der letzten Periode nimmt, 7 Tage und 1 Jahr addiert und 3 Monate abzieht. Weicht der Zyklus von 28 Tagen ab, wird die Differenz des Zyklus nochmal addiert oder subtrahiert, also bei einem 30-Tage-Zyklus +2 Tage und bei einem 26-Tage-Zyklus –2 Tage. Die meisten Fachärzte berechnen den Entbindungstermin anhand der Größe des Kindes und dies ermitteln sie wiederum mittels eines vaginalen Frühultraschalls. Nachdem dein errechneter Termin feststeht, wird er in den Mutterpass eingetragen.

HEBAMMENTIPP

Nur 4 % aller Kinder werden an diesem Tag geboren. Wir Hebammen würden uns lieber einen Geburtszeitraum wünschen, denn Babys können drei Wochen früher, aber auch zwei Wochen später geboren werden. Leider setzt das Überschreiten dieses Tages werdende Mütter unter Druck. Familien und Freunde meinen es nett, melden sich täglich nach dem erreichten Termin und fragen dich *»Spürst du immer noch keine Wehen?«* Selbst wenn du es nicht merkst, unterbewusst setzt es dich unter Stress und Stress ist ein Wehenhemmer. Dabei ist es normal, dass viele Babys erst nach dem errechneten Termin geboren werden. Dein Baby kommt, wenn es dazu bereit ist. Verrate nicht deinen errechneten Entbindungstermin, sondern vermittle deinen Geburtszeitraum. Dir kann das helfen, zu verinnerlichen, dass dein Baby auch zwei Wochen später geboren werden kann.

Babykino

In deiner Schwangerschaft werden dir drei Basis-Ultraschalluntersuchungen angeboten. Die schwarz-weißen Bilder stärken zu Beginn der Schwangerschaft oft die erste Beziehung, da man im ersten Trimenon das kleine Wesen noch nicht spürt. Die Untersuchungen werden im Mutterpass mit dem englischen Begriff für Reihenuntersuchung als *»Screening«* bezeichnet. Das erste Screening läuft zwischen der 9. und

13. Schwangerschaftswoche. Das zweite zwischen der 19. und 22. Woche und das dritte Screening darf zwischen der 29. und 32. Woche erfolgen.

Mit Hilfe dieser Screenings soll festgestellt werden, ob die Schwangerschaft normal verläuft und das Kind sich gut entwickelt. Es ist bezaubernd, das Baby tanzen zu sehen, jedoch sollten neben den Screenings nur notwendige Ultraschall-Kontrollen erfolgen. Das Ultraschallgerät arbeitet mit Ultraschallwellen und diese verursachen Vibrationen im Fruchtwasser, die für dein Baby so laut sind wie eine einfahrende U-Bahn. Auch Fehlmessungen sind möglich, die dich als werdende Mama verunsichern können. Vertraue dir und deinem Körper. Sind alle Vorsorgen und Screenings unauffällig, bedarf es keine weiteren Untersuchungen.

Eine Minute Dopton statt 30 Minuten CTG

Die sogenannte Cardio-Toko-Graphie ist ein Verfahren, bei dem der Herzschlag des Ungeborenen wie auch die Wehentätigkeit für 20–30 Minuten aufgezeichnet werden. Häufig erfolgt die Cardio-Toko-Graphie unter der Geburt, in der Schwangerenvorsorge ist sie nur vorgesehen, wenn eine medizinische Indikation vorliegt. Bei keinerlei Auffälligkeiten sollte das Herzchen deines Babys nur mittels eines Dopton oder Pinardrohrs für eine Minute ausgezählt werden, da ein CTG-Gerät ebenfalls mit Ultraschallwellen arbeitet und dein Ungeborenes belastet.

Der orale Glucosetoleranztest

Zwischen der 24. und 28. Schwangerschaftswoche wird routinemäßig ein oraler Glucosetoleranztest (oGTT) durchgeführt, um einen möglichen Schwangerschaftsdiabetes zu diagnostizieren. Für den Test trinkst du eine Zuckerlösung mit einer Menge von 50 bis 75 g Zucker. Anschließend wird dein Blutzucker gemessen, um festzustellen, wie effektiv dein Körper diese Menge Zucker verarbeitet. Alternativ kann statt dem oGTT eine regelmäßige Blutzuckermessung erfolgen. Sprich hier mit deiner Hebamme oder deiner Gynäkologin oder deinem Gynäkologen.

Schwangerschaftsdiabetes

Während der Schwangerschaft verändert sich der Hormonhaushalt. Das kann sich auch auf den Stoffwechsel auswirken und den Blutzuckerspiegel in die Höhe treiben. Wird dauerhaft ein bestimmter Blutzuckerwert überschritten, spricht man von einem Schwangerschaftsdiabetes, auch Gestationsdiabetes genannt. Therapiert wird ein Schwangerschaftsdiabetes mit einer Ernährungsumstellung und Bewegungen oder Insulin. Ein unentdeckter Diabetes kann für dich, sowie dein Baby gefährlich werden. Da zu deinem Ungeborenen dauerhaft zu viel Zucker gelangt, muss es vermehrt Insulin produzieren. Insulin senkt nicht nur den Blutzucker, sondern regt auch die Fetteinlagerung an. Das hat zur Folge, dass das Baby zu schwer für den Geburtsprozess wird und ein Kaiserschnitt nötig ist. Diabetes kann auch die Plazenta schädigen, zu einer

Früh- oder Totgeburt führen. Direkt nach der Geburt neigt das Baby zu einer Unterzuckerung, zu Atemproblemen und hat ein erhöhtes Risiko für eine Neugeborenen-Gelbsucht. Im späteren Leben besteht außerdem ein erhöhtes Risiko für Übergewicht, Diabetes Typ 2 und Bluthochdruck. Deshalb ist das Screening auf einen Gestationsdiabetes sehr wichtig. Für die werdende Mutter bedeutet ein Schwangerschaftsdiabetes ein erhöhtes Risiko für Harnwegsinfekte, vorzeitige Wehen und eine Präeklampsie. Bedauerlicherweise steigt auch die Wahrscheinlichkeit, in den nächsten 10 Jahren an Diabetes zu erkranken. Wird bei dir ein Schwangerschaftsdiabetes festgestellt, werden dein Blutzucker sowie deine Ernährung streng überwacht und dein Baby regelmäßig auf seine Gesundheit kontrolliert.

Eure Gewichtszunahme

Im ersten Trimenon nimmst du circa 2 Kilo zu, im zweiten sind es um die 5 Kilo und im dritten nochmal circa 5 Kilo. Am Ende deiner Schwangerschaft wiegt dein Baby circa 3000–3500 g, deine Gebärmutter 1 Kilo, deine Plazenta 750 g, das Fruchtwasser 1 kg und dein Brustgewebe 600 g. Zusätzlich hast du ein Depotfett über 2 Kilo angelegt, dein Blutvolumen hat sich um 1 kg gesteigert und du hast 2 Kilo Flüssigkeit eingelagert.

Bist du normalgewichtig, darf deine Gewichtszunahme zwischen 10 kg und maximal 16 kg betragen. Bei Übergewicht sollte die Gewichtszunahme zum Ende der Schwangerschaft bei rund 10 Kilo liegen. Hast du Zwillinge im Bauch, darfst du 15–20 Kilo zunehmen. Wichtig ist nicht, das Gewicht auf der

Waage streng im Auge zu behalten, sondern die gesunde und ausgewogene Ernährung sowie ausreichend Bewegung. Zu jeder Vorsorgeuntersuchung gehört eine Gewichtskontrolle, aber nicht um deine Ernährung zu kontrollieren, sondern eine Präeklampsie zu erkennen. Hier lagert der Körper rasch sehr viel Wasser ein und das führt zu einem plötzlich starken Gewichtsanstieg.

Ein strahlendes Lächeln für dich und dein Baby

In der Schwangerschaft ändert sich so einiges – auch im Mundraum. Durch die hormonellen Veränderungen in der Schwangerschaft wird das Zahnfleisch empfindlicher, dadurch steigt das Risiko für Zahnfleischentzündungen. Außerdem kann sich der pH-Wert des Speichels verändern, was wiederum das Risiko von Karies erhöht. Entzündungen und Karies können auch während der Schwangerschaft behandelt werden. Es gibt Hinweise darauf, dass Zahnfleischerkrankungen mit einem erhöhten Risiko für Frühgeburten und einem niedrigen Geburtsgewicht verbunden sein können. Eine gute Mundgesundheit während der Schwangerschaft kann daher die Gesundheit deines Kindes beeinflussen.

Vereinbare einen Vorsorgetermin zu Beginn des zweiten Trimenon bei deiner Zahnärztin oder deinem Zahnarzt.

EURE ERNÄHRUNG

Ich sage bewusst eure Ernährung, da dein Baby immer mitisst. Eine gesunde und ausgewogene Ernährung ist der Grundstein für eine gesunde Schwangerschaft, eine sanfte Geburt und ein kraftvolles Wochenbett.

Iss für zwei

Iss für zwei – so lautet das Motto. Aber hier ist nicht die doppelte Menge, sondern die Qualität deiner Ernährung gemeint. Ab jetzt musst du ein kleines Wesen ernähren, das täglich auf deine Nährstoffe angewiesen ist, um gesund heranzuwachsen. Eine gesunde Schwangerschaft steht und fällt mit einer gesunden Ernährung. Hast du dich bisher noch nicht mit gesunder und ausgewogener Ernährung auseinandergesetzt, ist jetzt der richtige Zeitpunkt. Starten wir mit den allgemeinen Regeln der gesunden Ernährung.

Iss vielseitig. Nur so kommst du an alle Nährstoffe, die du und dein Baby brauchen.

» Trinke 1,5 Liter Wasser oder ungesüßte Tees.
» Iss fünf Hände voll Gemüse, Obst und Salat.
» Ersetze Weißmehl-Produkte durch Vollkorn-Produkte. Vollkorn enthält Ballaststoffe, Eisen, Magnesium und sättigt länger.
» Versuche auf Industriezucker so weit wie möglich zu verzichten. Ich weiß, dass das eine Herausforderung

ist. Wenn der Körper an Zucker gewöhnt ist, kann das Entwöhnen schwierig sein. Aber nach wenigen Wochen durchhalten, lässt das Verlangen nach Süßem nach. Du bist nicht oft im Leben schwanger. Versuche dich durch die 10 Monate durchzubeißen – für eure Gesundheit. Industriezucker kann zu einem Schwangerschaftsdiabetes oder zu einer ungesunden Gewichtszunahme deines Babys führen.

» Bereite alle Lebensmittel schonend zu. Vitamine sind empfindlich und Gemüse sollte bestenfalls bei niedriger Temperatur gegart oder gedünstet werden.
» Iss zweimal in der Woche hochwertigen Seefisch.
» Iss 300–600 g Fleisch die Woche, am besten Hühnchen oder Pute, da dieses Fleisch einen hohen Proteingehalt aufweist und fettarm ist. Achte beim Kauf auf zertifizierte Bio-Betriebe, die ohne Antibiotikum arbeiten.
» Milch und Milchprodukte dürfen täglich auf dem Speiseplan stehen. Achte aber hier auf einen niedrigen Fettgehalt und keinen zugesetzten Zucker.
» Iss gesundheitsfördernde Fette wie Rapsöl oder Leinsamenöl.
» Verzichte auf Wurst, Gebäck, Süßwaren, Fast-Food, Fertigprodukte und Energydrinks.
» Iss maximal 6 g Salz am Tag und arbeite lieber mit Kräutern und Gewürzen.

Nahrungsergänzungsmittel – Das brauchst du wirklich!

Einige Unternehmen bieten verlockende Kombinationspräparate mit einer Vielzahl von Nährstoffen an, hier ist aber Vorsicht geboten. Bist du bereits ausreichend mit einem bestimmten Nährstoff versorgt, kann eine Überdosierung deinem Ungeborenen schaden. Durch eine Blutentnahme kann dein individueller Nährstoffbedarf ermittelt werden. Diese Blutentnahme kann durch deine Hebamme oder deiner Gynäkologin bzw. deinem Gynäkologen durchgeführt werden. Nach der Nährstoffanalyse kannst du deinen Mangel gezielt mit Ernährung und Nahrungsergänzungsmitteln ausgleichen.

Nährstoffe – Euer Treibstoff

Nährstoffe sind die Grundlage für ein gesundes Leben. Sie versorgen deinen Körper mit Energie, stärken dein Immunsystem, unterstützen die mentale und körperliche Leistungsfähigkeit und fördern sogar die emotionale Stabilität. Sie sind buchstäblich dein Treibstoff. Damit dein Baby sich optimal entwickelt, benötigt der kleine wachsende Organismus die richtigen Bausteine, die nur du ihm geben kannst. Am besten lässt du zu Beginn der Schwangerschaft alle Nährstoffe von deiner Hebamme, deiner Frauenärztin/deinem Frauenarzt oder von deiner Hausärztin/deinem Hausarzt über eine Blutentnahme kontrollieren.

1. **Jod für die Gehirn- und Knochenentwicklung**
   Jod ist ein Mineralstoff, der für die geistige und körperliche Entwicklung deines Babys wichtig ist. Dadurch steigt der Bedarf in der Schwangerschaft um 15 % an. Jod steckt unter anderem in Milch, Joghurt, Seefisch und Algen. Aufgrund des niedrigen Jodgehalts unseres Bodens und des geringen Meeresfischkonsums, wird empfohlen, täglich zusätzlich 100 bis 150 Mikrogramm Jod zu sich zu nehmen. Der Tagesbedarf liegt bei circa 300–600 Mikrogramm.

2. **Folat – das Schwangerschaftsvitamin**
   Das Folat beziehungsweise Vitamin B9 spielt in der Schwangerschaft eine große Rolle und sollte zusätzlich supplementiert werden, bestenfalls ab Kinderwunsch oder spätestens mit positivem Schwangerschaftstest. Der Bedarf von Folat steigt in der Schwangerschaft um 80 %. Das wasserlösliche Vitamin B9 ist vor allem für die Zellteilung und das Wachstum des Ungeborenen wichtig. Durch eine gute Folatversorgung kann das Risiko für Fehlbildungen des Nervensystems, wie einen *»offenen Rücken«*, sinken. Folsäure ist die synthetisch hergestellte Form des Vitamins Folat. Beginnst du mehr als vier Wochen vor der Empfängnis mit 400 Mikrogramm Folsäure, bleibst du dabei. Bist du aber bei Beginn schon schwanger, nimmst du die ersten zwölf Wochen 800 Mikrogramm täglich und ab dem zweiten Trimenon gehst du zurück auf 400 Mikrogramm. Gute Folat-Quellen sind Gemüse, insbesondere Spinat, Salat,

Weißkohl, Tomaten sowie Getreide, Erdbeeren und Hülsenfrüchte. Behandle die Folat-Quellen schonend, da bei der Lebensmittelzubereitung durch waschen, erhitzen und den Kontakt mit Sauerstoff bis zu 70 % verloren gehen können.

3. **Proteinpower für Zwei**
   Ab dem vierten Schwangerschaftsmonat erhöht sich der Proteinbedarf um 1 % bis 2 % auf 1 g/kg KG/d, da dein Körper jetzt ständig neues Gewebe für das Wachstum der Plazenta, aber auch für das Wachstum des Fötus bildet. Tierische Proteinquellen bieten eine hohe biologische Wertigkeit, während pflanzliche Eiweißquellen in Hülsenfrüchten, Getreide, Kartoffeln und Nüssen zu finden sind.

4. **Vitamin D für die strahlende Entwicklung deines Babys**
   Vitamin D ist unser sogenanntes Sonnenvitamin, da unser Körper nur mit Hilfe von UV-Strahlen das Vitamin bilden kann. Es ist wichtig für unsere Knochengesundheit, unsere Muskel- und Immunfunktionen und spielt eine zentrale Rolle in der Hirnentwicklung des Ungeborenen. In der Schwangerschaft besteht kein erhöhter Bedarf an Vitamin D, aber in der dunklen Jahreszeit sollte Vitamin D zusätzlich eingenommen werden, sowie auch im Sommer bei wenig Kontakt zur Sonne. Wie viel Vitamin D zusätzlich eingenommen werden soll, hängt von der Unterversorgung ab, der Tagesbedarf liegt bei circa 3000–6000 IE.

5. **DHA & EPA – essenziell für die Gehirnentwicklung**
Die mehrfach ungesättigten Fettsäuren Arachidonsäure und Docosahexaensäure (DHA) sowie Eicosapentaensäure (EPA) spielen in der Entwicklung von Gehirn und Netzhaut des Fötus eine sehr wichtige Rolle. Die wichtigsten Omega-3-Fettsäuren DHA und EPA kommen vorrangig in Fischölen vor, können aber in geringem Maße auch vom Körper selbst gebildet werden. Die Umwandlungsrate ist in der Schwangerschaft erhöht. Um den täglichen Bedarf an 200–250 mg DHA decken zu können, nutze ergänzend zum Fisch pflanzliche Öle wie Raps-, Walnuss-, Hanf- oder Leinöl und supplementiere zusätzlich DHA bzw. Omega-3. Hier liegt der Tagesbedarf bei 2–4 g.

6. **Eisenstark durch die Schwangerschaft**
In der Schwangerschaft steigt der Eisenbedarf um das Doppelte, da der Körper mehr Blut produziert, um die Gebärmutter, die Plazenta und das heranwachsende Kind zu versorgen. Achte darauf, bei jeder Eisenquelle, die du zu dir nimmst, Vitamin C einzubauen. Durch das Vitamin C kann der Körper das Eisen besser aufnehmen. Eine Eisenunter- aber auch Überversorgung kann zu einer Frühgeburt oder zu einem niedrigeren Geburtsgewicht beim Neugeborenen führen. Dein Eisenwert wird im Rahmen der Schwangerenvorsorge regelmäßig überprüft. Der sogenannte Hämoglobin-Wert, im Mutterpass unter »*Hb*« zu finden, sollte idealerweise zwischen 12 und 16 g/dl liegen. Liegt dein Eisenwert unter diesem Bereich, ist es sinnvoll, auch den Ferritinwert zu kontrollieren.

Der Ferritinwert sagt aus, wie gut deine Eisenspeicher gefüllt sind, dieser sollte mindestens über 50 µg/L liegen. Hervorragende Eisenquellen sind Fleisch, Hülsenfrüchte, Hafer und Hirse.

7. **Vitamin B2 für Energie & Power**
   Das Vitamin B2 treibt den Kohlenhydrat-, Eiweiß- und Fettstoffwechsel an und ist wichtig für die Embryonalentwicklung. In der Schwangerschaft ist hier der Bedarf um 20 % erhöht. Das Vitamin ist sehr lichtempfindlich und wasserlöslich, allerdings beständig gegen Hitze und Säure. Reich an Vitamin B2 sind Getreide, Hülsenfrüchte, Brokkoli, Grünkohl, Mandeln, Pilze und Hefeflocken.

8. **Vitamin B6 – die Assistenz des Proteins**
   Mit steigendem Proteinbedarf erhöht sich der Bedarf an Vitamin B6 in der Schwangerschaft um 30 %. Das Vitamin erfüllt wichtige Funktionen im Eiweißstoffwechsel. In Bananen, Hülsenfrüchten, Fleisch, Fisch und Getreide ist das wertvolle Vitamin zu finden.

9. **Vitamin A lässt die Lunge wachsen**
   Das Vitamin ist für die Entwicklung von Zellen und Gewebe wichtig, besonders für das Lungengewebe. In der Schwangerschaft steigt der Bedarf um 14 %. Leider können zu große Mengen Vitamin A schädlich für das ungeborene Kind sein, deshalb sollte bei einer Supplementierung aufgepasst werden. Bei einer pflanzlichen Ernährung wird das Vitamin A über ß-Carotin

aufgenommen, eine Vorstufe des Vitamins, die im Organismus in Vitamin A umgewandelt wird. Mit dem reinen Verzehr von ß-Carotin ist dagegen keine Überdosierung möglich, da nur so viel umgewandelt wird, wie benötigt. Reich an ß-Carotin sind grünes, gelbes und oranges Gemüse wie Möhren, Aprikosen und Brokkoli. Da das Vitamin fettlöslich ist, ist es wichtig, zeitgleich oder bis zwei Stunden nach dem Verzehr etwas Fett aufzunehmen.

10. **Vitamin B12 für die neurologische Entfaltung**
In der Schwangerschaft steigt der Bedarf an Vitamin B12 um 13 % an. Das Vitamin unterstützt die neurologische Entwicklung des Ungeborenen. Auch für die Aktivierung von Folat ist das Vitamin B12 verantwortlich. Vitamin B12 kann nach dem derzeitigen wissenschaftlichen Kenntnisstand nur über tierische Produkte wie Fleisch, Fisch und Milch aufgenommen werden.

11. **Kalzium – der Mineralstoff für die Knochen**
Kalzium brauchen wir vor allem für unsere Knochengesundheit. In der Schwangerschaft ist der Kalziumbedarf zwar nicht erhöht, bist du aber mit unzureichend Kalzium versorgt, wird Kalzium aus deinen Knochen freigesetzt und das Risiko für Osteoporose steigt. Reich an Kalzium sind Milchprodukte, Mandeln, Kichererbsen sowie angereichertes Mineralwasser mit über 500 mg/l Kalzium. Eiweiß und Vitamin D unterstützen den Körper

zusätzlich bei der Kalziumaufnahme. Kochsalz wiederum fördert die Kalziumausscheidung, daher ist es ratsam, salzarm zu leben.

12. **Zink – der Baumeister für Babys Zellen**
    In der Schwangerschaft steigt auch der Bedarf an Zink um 13–38 % an. Zink ist ebenfalls am Zellwachstum beteiligt und ist in Fisch- und Milchprodukten, Haferflocken, Sojabohnen, Linsen und Erdnüssen zu finden. Hier liegt der Tagesbedarf bei circa 15–30 g.

13. **Selen – die stille Kraft für die hormonelle Balance**
    In der Schwangerschaft ist der Bedarf an Selen nicht erhöht. Selen ist aber wichtig für das Immunsystem und hat Einfluss auf die Schilddrüsenhormone. Lieferanten für das Spurenelement sind unter anderem Fisch, Fleisch, Steinpilze, Sojabohnen und Vollkornprodukte. Dein täglicher Bedarf liegt zwischen 200 und 400 Mikrogramm täglich.

Genussvoll vegetarisch

Lebst du vegetarisch, isst du alle tierischen Produkte außer Fisch und Fleisch. Wichtig ist, sich hier an die vegetarische Pyramide des Bundeszentrums für Ernährung zu halten, denn ein gut durchdachter vegetarischer Speiseplan kann alle lebensnotwendigen Nährstoffe in ausreichender Menge liefern. Ernähre dich unbedingt ausgewogen, vollwertig und bereite deine Lebensmittel frisch und naturbelassen zu.

Vegan durch die Schwangerschaft

Bist du Veganerin, ist eine Schwangerschaft kein Grund, um wieder mit Fleisch, Fisch oder Milchprodukten anzufangen. Frauen, die sich vollwertig und vegan ernähren, nehmen im Schnitt sehr viel mehr komplexe Kohlenhydrate, Ballaststoffe, Vitamine, Mineralstoffe und sekundäre Pflanzenstoffe auf als Mischköstlerinnen. Eine vegane Ernährung kann aber nur dich und dein Kind gut versorgen, wenn sie vollwertig, frisch und naturbelassen zubereitet und durch eine regelmäßige Vitamin B12-Substitution ergänzt wird. Achte darauf, in einem Gericht zwei pflanzliche Proteine miteinander zu kombinieren, damit du die biologische Wertigkeit erhöhst. Bei eisenhaltigen Lebensmitteln solltest du unbedingt auf eine Vitamin-C-Komponente achten, damit dein Körper das Eisen besser aufnimmt. Die vegane Pyramide, entwickelt von Gießener Wissenschaftler:innen, zeigt dir die optimale Verzehrmenge pflanzlicher Produkte.

Verzichte für dich und dein Baby

Um dein Ungeborenes und dich zu schützen, vermeide Industriezucker, rohe tierische Lebensmittel, ungewaschenes Obst und Gemüse, Koffein, Alkohol und Nikotin.

1. **Industriezucker**
   Der Industriezucker tut weder dir noch deinem Baby gut. Er steigert das Risiko für Schwangerschaftsdiabetes, Geburtskomplikationen und dein Kind hat ein erhöhtes

Risiko für späteres Übergewicht, Diabetes und Bluthochdruck. Versuche in der Schwangerschaft möglichst auf zugesetzten Industriezucker zu verzichten. Für deine Gesundheit, eine sanfte Geburt und die Gesundheit deines Babys.

2. **Rohe tierische Lebensmittel & ungewaschenes Obst/ Gemüse**
   Hier lauern die Gefahren von Listeriose, Toxoplasmose und Salmonellose. Die drei Erreger können zu Fehlbildungen, Früh-, Tot-, oder Fehlgeburten führen.

3. **Koffein**
   Nicht nur du trinkst Koffein, sondern auch dein Baby – der einzige Unterschied hier: Du hast Enzyme, um es abzubauen, dein Ungeborenes nicht. Trinkst du mehrere Tassen Kaffee, Schwarztee oder Energydrinks, bekommt dein Baby Herzrasen und Unruhe. Es dauert bis zu mehrere Wochen, bis dein Baby das Koffein abgebaut hat. Bisher galten 200 mg Koffein als vertretbare Dosis für Schwangere. Die Ergebnisse aus zwei US-Studien zeigen jedoch, dass bereits geringe Mengen Koffein das Wachstum des Kindes noch im Grundschulalter beeinträchtigt und sie mit einem niedrigeren Geburtsgewicht zur Welt kommen. Greife zu Alternativen wie koffeinfreiem Kaffee, Getreide- oder Lupinenkaffee, Minze-Zitronen-Tee, Ingwer-Tee oder Gemüsesaft.

4. **Alkohol & Nikotin**
   Beide Genussmittel sind fruchtschädigend und können nicht nur zu einer Früh- oder Totgeburt führen, sondern auch zu schweren Fehlbildungen und Behinderungen. Verstecke deine Sucht nicht, sondern hole dir Hilfe, damit dein Baby gesund geboren werden kann.

SPORT – WENN DIE GEBURT DEIN ERSTER MARATHON WIRD

Wusstest du, dass eine Geburt mit der Anstrengung eines Marathons gleichzusetzen ist? Machst du keinen Spitzensport, wird dein Körper in der Schwangerschaft das erste Mal an seine Belastungsgrenzen gebracht. Deshalb ist Bewegung in der Schwangerschaft sehr wichtig – nicht nur für eine schmerzfreie Schwangerschaft, sondern auch für die Geburt, denn 42 km würde ebenfalls keiner ohne Training laufen, oder?

Eine Schwangerschaft ist eine gewaltige Belastung für die Rückenmuskulatur, Bänder und Gelenke. Das ist jedoch kein Problem, wenn du von Beginn an moderaten Sport treibst. Verkrampfungen, Rückenschmerzen und andere körperliche Beschwerden sind tatsächlich eine Folge von Bewegungsmangel. Nur welchen Sport treiben? Auch wenn die Geburt einem Marathon gleicht, musst du nicht täglich joggen. Du darfst zwar gerne weiter joggen, solltest aber nicht an deine Leistungsgrenzen mit der Pulsuhr gehen. Trainiere deine Ausdauer und Muskulatur mit langen Spaziergängen, Schwimmen, Gymnastik und Yoga. Joggst du gerne, versuche im letzten Trimenon auf unebenen Boden zu verzichten. Deine Bänder und Sehnen werden weicher, damit das Becken beweglicher für die Geburt wird. Das heißt, dass hier eine erhöhte Wahrscheinlichkeit für Bänderrisse und Bänderdehnungen besteht. Wie sieht es mit Krafttraining aus? Alles erlaubt, solange es dir guttut und die geraden Bauchmuskeln nicht zu sehr in Anspruch genommen werden.

DEIN BABY LIEGT IN EINER BECKENENDLAGE

Bei etwa 3–4 % aller Schwangerschaften tritt eine Beckenendlage auf. Hierbei liegt das Baby mit dem Po nach unten und dem Kopf nach oben im Becken der Mama. Zunächst einmal ist es wichtig zu wissen, dass eine Beckenendlage nicht unbedingt ein Problem darstellen muss, denn man kann das Baby auch in dieser Position vaginal gebären. Es gibt aber einige Tricks, wie man das Baby zur Drehung in eine Schädellage animieren kann.

In der Regel sollte sich das Baby zwischen der 32. und 36. Schwangerschaftswoche in die sogenannte Schädellage drehen. Je weiter die Schwangerschaft voranschreitet, desto geringer ist die Chance auf eine Drehung aufgrund des zunehmenden Platzmangels in der kleinen Höhle. Eine zu kurze Nabelschnur, eine Nabelschnurumschlingung, ein zu kleines oder zu großes Baby kann die Ursache für die Beckenendlage sein, oftmals gibt es aber auch keinen ersichtlichen Grund. Regelmäßiger Sport, eine sanfte Bauchmassage, der Vier-Füßler-Stand, Moxibustion und die indische Brücke können dein Baby in seiner Drehung unterstützen. Mit Licht oder Musik kannst du das Köpfchen ebenfalls in Richtung Becken lotsen.

Dreht dein Baby sich trotz aller Bemühungen nicht, kann vor der Geburt eine äußere Wendung durch dein Geburtsteam versucht werden, wenn du dir eine vaginale Beckenendlagengeburt nicht zutraust. Sprich hier mit deiner Hebamme und deinem Geburtsteam darüber, was das Beste für dich und dein Baby ist. Setze dich nicht unter Druck, du und dein Baby werdet gemeinsam den für euch richtigen Weg finden.

DIE UNSICHTBARE KRAFT DES BECKENBODENS

Der Beckenboden, ein Geflecht aus Muskeln, Bändern und Bindegewebe, schließt den Körper nach unten hin ab und hält deine Bauchorgane. Er ist sehr dünn – obwohl die Organe ständig auf ihm ruhen. Mit jeder Bewegung erhöht sich der Druck auf den Beckenboden. In der Schwangerschaft, wenn man noch zusätzlich das Gewicht des Babys und des Fruchtwassers mit sich herumträgt, verstärkt sich der Druck und es kann zur Inkontinenz führen. Durch die Schwangerschaftshormone wird der Beckenboden noch weicher und elastischer, damit er sich unter der Geburt ausreichend weiten kann. Dies kann zu zusätzlichem Druck zwischen den Beinen führen. In der Schwangerschaft, wie im Wochenbett braucht dein Beckenboden ganz viel Achtsamkeit. Hebe nicht mehr schwer, und bewege dich durch deinen Alltag beckenbodenfreundlich. Schon in der Schwangerschaft ist ein gezieltes Beckenbodentraining ratsam, um das Risiko einer Urininkontinenz nach der Geburt zu reduzieren. Keine Angst, das Beckenbodentraining führt zu keinem negativen Effekt unter der Geburt, er bleibt weich genug, um sich für das Kind zu öffnen. Das Training hat noch einen positiven Effekt: Lernst du schon vor der Geburt das Ansteuern deines Beckenbodens kennen, kannst du ihn unter der Geburt gezielt lockerlassen.

WENN DIE SCHWANGERSCHAFT ZUR HERAUSFORDERUNG WIRD

Nicht immer ist eine Schwangerschaft rosig. Die Hormonumstellung und dein wachsendes Baby können bei dir zu körperlichen Beschwerden führen. Bestimmte Lebensmittel, Bewegung und andere Tricks können dir die Tage leichter machen.

Wassereinlagerungen

Dass sich mehr Wasser in deinem Gewebe einlagert als vor der Schwangerschaft ist normal. Einerseits erhöhst du dein Blutvolumen um 1 Liter, andererseits bewirken die Hormone eine Erweichung und Dehnung der Gefäßwände. Auch die Gebärmutter wird von Tag zu Tag größer und übt vor allem im letzten Trimenon viel Druck auf deine Blutgefäße im Bauchraum aus. Das kann zu einem Rückstau des Blutes in deinen Beinvenen führen, da die Venenklappen durch den erhöhten Druck schlechter schließen. Die Blutgefäße werden durchlässiger und es lagert sich Wasser im umliegenden Gewebe ein, die sogenannten schwangerschaftsbedingten Wassereinlagerungen, auch Ödeme genannt. Was aber kannst du tun, wenn sich deine Beine schwer und müde anfühlen?

- Iss kaliumreiche und eiweißreiche Kost.
- Lege deine Beine mehrmals täglich hoch und streiche sie zusätzlich Richtung Herzen aus.

- Dusche deine Beine im Wechsel warm und kalt ab.
- Trage basische Stützstrümpfe/medizinische Kompressionsstrümpfe.
- Nimm ein lauwarmes Fußbad mit 2 bis 3 Esslöffeln Meersalz.
- Iss entwässernde Speisen.
- Gehe schwimmen, spazieren oder walken.
- Lass dich akupunktieren oder tapen.

Krampfadern

Krampfadern, auch Varizen genannt, sind erweiterte Venen, die oft in Form von Knoten an der Oberfläche der Haut sichtbar sind. Sie haben eine bläuliche oder violette Farbe und treten in der Regel an den Beinen auf, aber auch im Schambereich sind sie möglich. Durch das Hormon Progesteron, welches in der Plazenta gebildet wird, erweitern sich die Venen in deinem Körper. So kommt es zu einem erhöhten Druck in deinen Gefäßen und die Venen werden sichtbar. Wie auch bei den Wassereinlagerungen verschlimmert ein Bewegungsmangel die Krampfadern. Bist du von Varizen betroffen, kann dir das helfen:

- Gehe schwimmen, spazieren oder walken.
- Trage medizinische Kompressionsstrümpfe.
- Dusche deine Beine im Wechsel warm und kalt ab.
- Lass dich akupunktieren.

Übelkeit & Erbrechen

Die genaue Ursache für die Übelkeit ist bis heute nicht geklärt, Experten gehen davon aus, dass die hormonelle Umstellung zur Schwangerschaftsübelkeit führt. Die Beobachtung, dass die Übelkeit bei vielen Frauen vor allem morgens auftritt, legt außerdem die Vermutung nahe, dass ein niedriger Blutzuckerspiegel die Übelkeit begünstigt. Also ist schon mal der erste und beste Tipp: Vor dem Aufstehen im Bett eine Kleinigkeit essen und den Tag über regelmäßig immer wieder eine kleine, gesunde Zwischenmahlzeit einlegen, damit der Blutzucker stabil bleibt. Folgendes kann dir zusätzlich helfen:

- » Trinke oder esse Ingwer.
- » Kaue Nüsse und Haferflocken. Und zwar lange.
- » Lass dich akupunktieren.
- » Trinke beruhigende Kräutertees.
- » Iss ballaststoffreich und verzichte auf Scharfes, Fettiges und Zuckerhaltiges.
- » Versuche Stress zu minimieren.

Meist endet die Übelkeit zu Beginn des zweiten Trimenons, wenn der Körper sich auf die Schwangerschaft eingestellt hat.

Sodbrennen

Sodbrennen kann gemein und schmerzhaft sein. Ursachen für das Sodbrennen sind zum einen das wachsende Kind, das den Magen nach oben schiebt, ein aufgelockerter Magenschließmuskel, der sich durch die Hormonveränderung nicht mehr richtig schließen kann und Tritte oder Bewegungen deines Babys. Das kann dir bei Sodbrennen helfen:

» Iss nicht zu spät oder kurz vor dem Hinlegen.
» Schlafe mit erhöhtem Oberkörper.
» Vermeide schwere, scharfe und fette Mahlzeiten.
» Kaue Nüsse oder Haferflocken. Und zwar lange.
» Iss mehrere kleine Mahlzeiten statt drei Große.
» Vermeide Süßigkeiten, Kaffee, Gewürze und saure Säfte.

Hämorrhoiden

Auch hier sind die Schwangerschaftshormone wieder die Hauptverursacher. Hämorrhoiden sind Gefäßpolster, die sich am Ende des Darms befinden. Erweitern sie sich und treten nach außen, können sie zu Beschwerden führen. Das Hormon Progesteron lässt die Gefäßwände weicher werden. Zusätzlich sorgt die stetig größer werdende Gebärmutter für Druck auf die Hämorrhoiden. Ein Sitzbad mit Eichenrindenextrakt, eine Salbe mit Hamamelis und Myrte und kühle Kompressen können die Beschwerden lindern.

Verstopfung

Die wachsende Gebärmutter nimmt in deinem Bauchraum mehr und mehr Platz ein und verdrängt den Darm. Durch den Platzmangel kann der Darm nicht mehr so arbeiten wie vorher, das führt zu festem Stuhlgang. Um die Verdauung positiv zu unterstützen, wird empfohlen, ausreichend zu trinken, ballaststoffreich zu essen und stopfende Lebensmittel wie Banane oder Weißmehlprodukte zu vermeiden. Hilft das alles nicht, trinke einen warmen Apfelsaft auf nüchternen Magen, iss Trockenfrüchte, Flohsamenschalen und Leinsamen. Aufgrund des starken Wasserentzugs von Flohsamenschalen und Leinsamen ist es wichtig, hier ausreichend zu trinken.

Rückenschmerzen

Durch das wachsende Baby verändert sich deine Körperhaltung und Hormone sorgen für lockere Bänder und Gelenke.

Leidest du unter Rückenschmerzen, arbeite an deiner Körperhaltung. Viele Schwangere fallen schnell ins Hohlkreuz. Versuche stattdessen, dein Schambein zum Nabel zu ziehen, damit das Becken nach vorne kippt. Stelle dir bildlich vor, du möchtest dein Baby in einem Körbchen tragen. Vermeide zudem langes Sitzen oder Stehen in einer Position und gehe schwimmen oder probiere Yoga aus. Versuche außerdem auf deine Gewichtszunahme zu achten. Isst du ausschließlich gesund, wird dein Körper nur das zunehmen, was er und dein Baby wirklich brauchen, und der Bauch wächst in einem gesunden Maß. So muss dein Rücken nicht noch zusätzlich unnötige Pfunde tragen. Ein Tape, Akupunktur, Physiotherapie oder Osteopathie können zusätzlich die Rückenschmerzen lindern.

DIE WELLEN DER GEBÄRMUTTER

Ein Zusammenziehen der Gebärmutter kannst du dir vorstellen wie eine Welle. Kontrahiert sich die Gebärmutter, baut sich die Welle langsam auf, erreicht ihren Höhepunkt, bricht und läuft sanft aus. In der Schwangerschaft ist der Wellengang noch sanft, unter die Geburt kraftvoll. Verspürst du einen verhärteten Bauch, kontrahiert sich deine Gebärmutter. Und das ist nicht nur normal, sondern auch wichtig. Um die Plazentadurchblutung zu fördern, kontrahiert sie vier bis zehnmal täglich.

Ab der 20. Schwangerschaftswoche treten auch die sogenannten Alvarez-Wellen auf. Sie unterstützen das Wachstum der Gebärmutter und tauchen sporadisch auf. Meist kontrahiert die Gebärmutter für zehn Minuten schnell aufeinander. Die Braxton-Hicks-Kontraktionen fördern die Durchblutung der Gebärmutter und treten zwischen der 20. und 30. Schwangerschaftswoche auf, dauern über mehrere Stunden unregelmäßig an und nehmen zum Ende der Schwangerschaft an Intensität und Frequenz zu.

Stehst du vier Wochen vor der Geburt, starten auch die Vor- beziehungsweise Senkwellen um die Verkürzung des Gebärmutterhalses, das Tiefertreten des Kindes und das Weichwerden des Gewebes zu fördern. Oftmals sind es vier bis zwölf Wellen pro Stunde, aber weiterhin ohne Rhythmus.

Es ist ganz individuell, ob du alle Arten von Wellen einmal erleben wirst. Vielleicht ist auch die Geburtswelle deine erste

Welle, die du spüren wirst. Verspürst du in deiner Schwangerschaft über mehrere Stunden rhythmische Kontraktionen, solltest du zur Abklärung vorzeitiger Wehentätigkeit deinen Arzt aufsuchen, denn rhythmische Wellen können zur Eröffnung des Muttermundes führen.

DAS VENA CAVA SYNDROM – IST DIE RÜCKENLAGE IN DER SCHWANGERSCHAFT WIRKLICH VERBOTEN?

Dieses Syndrom ist weit gefürchtet und veranlasst viele dazu, Schwangeren die Rückenlage auszureden. Aber betrifft es alle Schwangere?

Die Rückenlage in der Schwangerschaft kann zum sogenannten Vena-Cava-Syndrom führen. Das heißt, das Baby drückt durch die Schwerkraft mit seinem Gewicht deine große Bauchschlagader, die Vena Cava, ab und das wiederum führt zur Minderdurchblutung der Plazenta. Aber hier keine Panik! Zum einen passiert das, wenn überhaupt, im letzten Trimenon, wenn dein Baby schon ein ordentliches Gewicht besitzt. Des Weiteren reagiert dein Körper mit Übelkeit und Schwindel, bevor dein Baby eine Unterversorgung erfährt. Automatisch begibst du dich in die Seitenlage. Hast du also kein Problem in Rückenlage, passiert auch deinem Baby nichts.

WELLNESS, SAUNA UND INTIMITÄT

Ich bin mir sicher, dein Partner oder deine Partnerin findet dich als Schwangere wunderschön, auch wenn du dich vielleicht das ein oder andere Mal unwohl fühlst. Genießt weiterhin die Zeit zu zweit und geht wellnessen, wandern, essen oder saunieren. Alles, was dir guttut, ist erlaubt. Bist du Saunagänge gewöhnt, darfst du in die Sauna bis zu 65 °C. Du darfst auch weiterhin in die Therme oder mit deinem Partner oder deiner Partnerin schlafen. Sex hat keinerlei negative Auswirkungen auf euer Baby. Hier ist alles erlaubt, womit du dich wohlfühlst. In der Schwangerschaft kann es während dem Sex zu leichten vaginalen Blutungen kommen, da der Muttermund stark durchblutet ist und kleine Gefäße reißen können. Die Blutung ist weder stark, noch dauert sie lange an.

DIE CHECKLISTE FÜR WERDENDE ELTERN

Die Schwangerschaftszeit ist voller Vorfreude, Wachstum und Veränderung. Neben den wunderbaren Momenten gibt es eine Liste an Dingen zu erledigen, die euch emotional und mental auf die Ankunft eures Babys vorbereitet.

Erstausstattung – Darauf kommt es wirklich an!

Die Ankunft eines Babys mag anfangs wie eine Flut von Ausstattung erscheinen, doch in Wahrheit benötigt es weniger, als man denkt. Vieles kann gebraucht erworben werden, dennoch gibt es Dinge, die neu angeschafft werden sollten: eine Matratze für das Babybett und die Babyschale. Die Wahl der Matratze ist besonders wichtig, sie sollte fest und nicht durchgelegen sein, um das Risiko von Erstickungsgefahr zu minimieren. Die Babyschale muss stets unfallfrei sein, um euren kleinen Schatz sicher zu transportieren. Denke daran, dass große Anschaffungen wie Möbel oder Kinderwagen eine Lieferzeit von bis zu zwölf Wochen haben.

HEBAMMENTIPP

Da man oft zur Geburt reichlich beschenkt wird, scheu dich nicht, deine Wünsche an Freunde und Familie weiterzugeben.

Melde dich in deiner Geburtseinrichtung an

Es ist wichtig, frühzeitig darüber nachzudenken, wo du dein kleines Wunder zur Welt bringen möchtest. Möchtest du zuhause oder in einem Geburtshaus gebären, melde dich dort so früh wie möglich. Entscheidest du dich für eine Klinik, erfolgt die Anmeldung meist vier bis sechs Wochen vor dem errechneten Termin. Erkundige dich bei deinem Geburtsort, wann du am besten einen Termin zur Anmeldung vereinbarst.

Frühzeitige Platzsicherung für dein Kindergartenkind

Ja, es ist verrückt! Man spürt noch nicht mal das kleine heranwachsende Wesen und muss es schon in einem Kindergarten anmelden – und das so schnell wie möglich. Leider sind die Plätze oft rar und die Wartelisten lang.

Suche dir einen Kinderarzt

Spätestens vier Wochen nach der Geburt ist die erste Vorstellung beim Kinderarzt. Gebärst du zuhause, in einem Geburtshaus oder ambulant, besuchst du ihn schon in den ersten zehn Tagen. Leider sind viele Kinderarztpraxen in Deutschland restlos überfüllt und melden immer wieder Patientenstopp an. Daher ist es sinnvoll, sich schon in der Schwangerschaft bei der gewünschten Praxis zu erkundigen, ob dein Baby nach der Geburt noch aufgenommen werden kann.

Seid im Notfall ein unschlagbares Team

Um sicherzustellen, dass du im Notfall das Leben deines Babys retten kannst, ist es entscheidend, einen Erste-Hilfe-Kurs speziell für Säuglinge und Kinder zu absolvieren. Die Techniken zur stabilen Seitenlage und Reanimation unterscheiden sich nämlich von denen für Erwachsene. Besuche den Kurs gemeinsam mit deinem Partner oder deiner Partnerin, um euch beide auf den Ernstfall vorzubereiten und einander zu unterstützen.

Ohne Papierschlacht ins Wochenbett

Die Ankunft eines Babys bringt auch eine Menge an bürokratischen Formalitäten mit sich. Sobald dein Baby geboren ist, wird es innerhalb der ersten sieben Tage beim Standesamt gemeldet. Mit der Geburtsurkunde kannst du anschließend das Kindergeld sowie das Elterngeld beantragen. Die Anmeldung bei der Krankenkasse sollte innerhalb der ersten zwei Lebensmonate erfolgen und der Antrag für die Elternzeit muss mindestens sieben Wochen vor Antritt beim Arbeitgeber eingereicht werden. Fülle die Anträge schon in der Schwangerschaft aus, damit du dich im Wochenbett ganz auf dein Baby fokussieren kannst.

Sammle pures Gold für dein Baby

Ab der 38. Schwangerschaftswoche kannst du das wertvolle Kolostrum für dein Baby ausstreichen. Die ersten Tropfen

Muttermilch bilden sich schon in der Schwangerschaft und sind reich an Nähr- und Immunstoffen. Durch eine Brustmassage kannst du die wenigen Tropfen gewinnen und in einer Spritze aufsammeln. Kann dein Baby aus verschiedenen Gründen die ersten Stunden nicht oder nur unzureichend an deiner Brust trinken, kann es dein wertvolles Kolostrum stillfreundlich gefüttert bekommen. Somit kann auf das Zufüttern von industriell hergestellter Nahrung verzichtet werden. Die Spritzen bekommst du von deinem Geburtsteam oder in einer Apotheke. Nach dem Befüllen kannst du sie bis zur Geburt in deinem Gefrierschrank aufbewahren und dann in einer Kühltasche mit in den Kreißsaal bringen.

Geburt

Bevor wir zu den Themen rund um die Geburt kommen, möchte ich dir etwas Wichtiges mitgeben: Geburt ist ein natürlicher Prozess. Unser weiblicher Körper ist dazu geschaffen, Leben zu schenken. Frauen verfügen während der Geburt über Kräfte, die uns in anderen Situationen verborgen bleiben.

DEIN PERFEKTER ORT ZUM GEBÄREN

Es gibt mehrere Orte, an denen du dein Kind gebären kannst – in einer Klinik, einem Geburtshaus oder zuhause. Eine Geburt außerhalb der Klinik ist nur möglich, wenn keine Risikofaktoren vorliegen und deine Schwangerschaft unkompliziert verläuft.

Hausgeburt und Geburtshaus

Beginnt dein Körper mit Kontraktionen, fühlt er sich sicher und geborgen. In der Tierwelt ziehen sich Tiere an einen sicheren Ort zurück, um sich ganz auf den natürlichen Prozess konzentrieren zu können. Auch unser Körper sucht Schutz und Ruhe. Gebärst du zuhause, musst du deinen geliebten Ort nicht verlassen und deine Hormonausschüttung bleibt ungestört. Die Fahrt zum Geburtshaus bedeutet für den Körper etwas mehr Stress, da du aber deine betreuenden Hebammen sowie die Räumlichkeiten des Geburtshauses aus der Schwangerschaft schon gut kennst, kannst du dich direkt nach der Ankunft sofort wieder fallen lassen. Die Risiken einer außerklinischen Geburt bei einer gesunden Mutter und einem gesunden Kind sind nicht allzu groß. Hebammen sind die Spezialist*innen für die Geburt. Durch eine 1:1-Betreuung erkennen sie schnell Veränderungen und können dich frühestmöglich in ein Klinikum verlegen, falls das nötig ist.

Geburtsklinik

Wünschst du dir für deine Geburt ein medizinisches Backup, für den Fall der Fälle, wird das für dich der perfekte Ort zum Gebären sein. Hast du eine unauffällige Schwangerschaft, ist das Risiko gering, dass dein Baby medizinische Hilfe benötigt. Das Gebären in einer Klinik ist nicht so familiär und individuell wie das Gebären zuhause oder in einem Geburtshaus. Jeder von uns ist individuell. Jede Geburt ist individuell. Kliniken arbeiten leider mit standardisierten Versorgungsabläufen, die Gebärende leicht in eine medizinische Interventionsspirale drängen. Immer mehr Geburtsstationen schließen, das führt zu Personalknappheit und einem hohen Patientenaufkommen. Hebammen müssen oft mehrere Gebärende gleichzeitig betreuen und sich an die Krankenhausstandards halten. Schon lange wissen wir, dass eine Geburt durch eine 1:1-Betreuung komplikationsärmer und natürlicher verläuft. Befasse dich mit deinen Geburtswünschen und bespreche sie mit deiner Wunschklinik. Es gibt auch Kliniken, die mit einem Belegsystem arbeiten. Hier nutzen freiberufliche Hebammen die Räumlichkeiten der Klinik und können auf Ärzt:innen zurückgreifen, wenn es notwendig ist.

Eine Geburt darf übrigens rechtlich ohne Ärzt*in, nicht aber ohne Hebamme stattfinden. Die Hebammen sind die absoluten Fachfrauen für den Geburtsprozess. Hast du eine Risikoschwangerschaft, und musst in einem Krankenhaus mit angeschlossener Kinderklinik gebären, bist du dort bestens aufgehoben. Das Personal ist für jeden Notfall gerüstet und kann dich, sowie dein Baby, unter und nach der Geburt medizinisch gut betreuen.

DEIN GEBURTSVORBEREITUNGSKURS

Ein Geburtsvorbereitungskurs bietet werdenden Eltern die wertvolle Möglichkeit, sich auf die bevorstehende Geburt und auf die Wochenbett- und Stillzeit vorzubereiten.

Der klassische Kurs

Ein klassischer Geburtsvorbereitungskurs behandelt die Abläufe einer Geburt, die Geburtsarbeit, Entspannungs- und Atemübungen sowie alle Themen rund um die Wochenbett- und Stillzeit. Auch der Partner oder die Partnerin werden mit in die Geburtsvorbereitung einbezogen. Diese Art von Geburtsvorbereitungskurs wird von Hebammen gehalten und von der Krankenkasse bezahlt.

Der moderne Kurs – HypnoBirthing

Der moderne Kurs, auch HypnoBirthing genannt, konzentriert sich vor allem auf Methoden für eine schöne, angstfreie und schmerzarme Geburt. Er stärkt das Vertrauen in den eigenen Körper und in die eigenen Fähigkeiten, um mit Vorfreude, Zuversicht und Gelassenheit der Geburt begegnen zu können. Mit HypnoBirthing lernst du die Grundtechniken der Selbsthypnose kennen und damit einen Weg, wie du verbunden mit deinem Partner oder deiner Partnerin euer Baby entspannt begrüßen kannst. Du lernst in diesem Kurs, deine Ressourcen zu aktivieren, und dich selbst von Ängsten, hinderlichen Glaubenssätzen und blockierenden Gedanken zu befreien. Schritt für Schritt ersetzt du diese mit positiven und stärkenden Gedanken mit Hilfe von besonderen Atem- und Entspannungstechniken. Übst du diese täglich, kann der Körper die Entspannung verankern und sie bei der Geburt abrufen. Auch bei diesem Kurs wirst du wunderbar auf das Wochenbett und die Stillzeit vorbereitet.

Leider decken die Krankenversicherungen bis zum aktuellen Stand HypnoBirthing noch nicht ab, und die Kosten für einen Kurs belaufen sich meist zwischen 300 € und 500 €. Obwohl dies auf den ersten Blick hoch erscheinen mag, stellt sich die Frage: Wie oft erlebt man die transformative Reise einer Geburt? Jährlich geben wir vierstellige Beträge für Urlaube aus – Was ist dann dieser vergleichsweise kleine Beitrag für eine selbstbestimmte, angstfreie und schmerzarme Geburt? Die Ankunft deines Babys ist ein einmaliges Ereignis. Mit der richtigen Vorbereitung kann es wunderschön und unvergesslich werden.

DEIN GEBURTSPLAN

Nicht alles, was während und nach der Geburt deines Kindes gemacht wird, ist wirklich nötig. In einer Klinik gibt es Routinen und Standards, die nicht individuell, sondern bei allen Gebärenden gleich angewandt werden. Für eine natürliche und interventionsarme Geburt empfiehlt es sich, die Geburtswünsche kurz und prägnant für das Geburtsteam aufzuschreiben. Hier machst du Gebrauch von deinem Patientenrecht – dem Recht auf Selbstbestimmung, aber auch der Pflicht der Mediziner und Medizinerinnen zur Aufklärung und zum Einholen der Einwilligung vor jeder medizinischen Maßnahme. Wichtig ist, die Wünsche auf eine respektvolle Art zu formulieren, denn das Geburtsteam will euch primär nichts Schlechtes, sie sollen nur zum Umdenken und Abweichen von alltäglichen Routinen angestoßen werden. Ein Geburtsplan ist weder für dich noch für das Geburtsteam bindend, im Notfall werden notwendige medizinische Maßnahmen ergriffen, um dich und dein Baby zu schützen.

ERSTE ZEICHEN DES GEBURTSBEGINNS

Steht die Geburtsreise unmittelbar vor der Tür, kann dein Körper dir kleine Signale senden. Bemerkst du sie, wird dein Herz vor Aufregung wild klopfen. Zu Recht, bald darfst du dein Baby das erste Mal sehen.

Der Schleimpfropf löst sich

In jedem Zyklus bildet sich ein Pfropf aus Zervixschleim, um das Innere unseres Körpers vor Bakterien und Pilzen zu schützen. In der fruchtbaren Phase verflüssigt er sich, um den Weg für die Spermien freizulegen. Nach der Befruchtung bildet er sich wieder, und schützt so das Ungeborene vor Eindringlingen. Im zehnten Schwangerschaftsmonat löst er sich, um dann den Geburtsweg freizumachen. Oft löst er sich durch die Auflockerung des Gebärmutterhalses, und kündigt damit ohne Zweifel die Geburt an. Dennoch können weitere Tage vergehen, bis die Geburtswellen starten. Wie erkennst du den Schleimpfropf? Er ist zwischen zwei bis fünf Zentimeter lang, geleeartig und meist klar mit rosa, rotem oder braunem Farbton. Ein weiterer Vorbote ist auch der vermehrte Ausfluss, der für die Reinigung der Scheide sorgt, bevor das Kind hindurch geboren wird.

Der Blasensprung

Der Sprung der Fruchtblase kann ebenfalls die Geburt einläuten. Kollagen sorgt während der Schwangerschaft für eine Festigkeit und Belastbarkeit der Eihäute, nimmt aber im dritten Trimenon ab, um einen Blasensprung passieren zu lassen. Nachdem die Blase gerissen ist, setzen gewöhnlich die Wellen innerhalb der nächsten 24 Stunden ein, da das Baby tiefer in den Geburtskanal rutscht und so für die Ausschüttung des kontraktionsfördernden Hormons Oxytocin sorgt. Informiere deine Hebamme oder deine Geburtsklinik über den Blasensprung, bleibe aber so lange wie möglich zu Hause, um die Chance auf den Geburtsbeginn zu fördern. Ein Ortswechsel erzeugt Stress und Stress hemmt die natürliche Ausschüttung deiner Geburtshormone.

Unruhe und Unwohlsein

Viele Frauen beschreiben, dass sie unmittelbar vor dem Einsetzen der Wehen Unruhe verspüren. Sie haben das Bedürfnis, sich an einen sicheren Ort zurückzuziehen und Kraft für die bevorstehenden Stunden zu sammeln. Meist setzt auch Unwohlsein, Übelkeit und weicher Stuhl ein. Alles kann, nichts muss.

DIE BESTE GEBURTSVORBEREITUNG

Mit einer gesunden Ernährung und ein paar Nädelchen kannst du deinen Körper ganz ohne Nebenwirkungen wunderbar und effektiv auf die Geburt vorbereiten.

Zucker- und Weizenfrei für eine schmerzarme Geburt

Vielleicht hast du schon von der *»Louwen-Diät«* gehört. Prof. Dr. Frank Louwen, Leiter der Geburtshilfe und Pränatalmedizin des Universitätsklinikum Frankfurt, hat keine Diät erfunden, sondern setzt einen Appell für eine gesunde Ernährung – so wie ich. Weizen und raffinierter Zucker führen zu Blutzuckerspitzen in unserem Blut, und diese wiederum wirken sich negativ auf die geburtsauslösenden Hormone aus.

In den letzten Wochen vor der Geburt produziert die Plazenta verstärkt das Hormon Prostaglandin. Das Hormon löst unter anderem Senk- und Latenzwehen aus, um dein Baby zu senken und deinen Gebärmutterhals zu verkürzen. Aber Prostaglandine haben vor allem auch die wichtige Aufgabe, ausreichend Rezeptoren für die Geburtshormone zu bilden. Essen wir kohlenhydratreich, vor allem raffinierten Zucker und Weizen, steigt unser Blutzucker stark an und der Körper schüttet Insulin aus, um den Blutzuckerspiegel zu senken. Leider ist Insulin der Endgegner für unsere Geburtshormone. Insulin stört die Prostaglandinsynthese und somit die Rezeptorenbildung. Kurzum: Der Gebärmutterhals kann nicht reifen, dein Baby nicht ins Becken sinken und die Geburt wird nicht ausgelöst. Ich weiß, auf Zucker zu verzichten ist schwer, aber für die Chance auf eine leichtere, schnellere, schmerzarme und rechtzeitige Geburt lohnt sich der Verzicht spätestens ab der 33. Schwangerschaftswoche.

Geburtsvorbereitende Akupunktur

Ab der 36. Schwangerschaftswoche werden einmal wöchentlich für 20 Minuten zarte Nadeln direkt in kleine Nervenbündel gestochen. Der Körper schüttet Hormone aus, die deine Muskulatur kräftigen, die Reifung deines Gebärmutterhalses unterstützen, die Lebensenergie und das Blut stärken und ab der 38. Schwangerschaftswoche wird noch eine zusätzliche Nadel zur Anregung der Wellen gesetzt. Die chinesische Heilmedizin ist kein Hokuspokus! Es ist wissenschaftlich bewiesen, dass sich die Geburtszeit durch die geburtsvorbereitende Akupunktur verkürzt. Viele Hebammen haben eine Zusatzausbildung für Akupunktur, erkundige dich frühzeitig bei Hebammen in deinem Umkreis.

WENN DIE WELLEN AUF SICH WARTEN LASSEN

Die Terminüberschreitung trifft sehr viele Schwangere. Tatsächlich werden circa 40 % aller Kinder nach dem errechneten Termin geboren. Meist wird zwischen dem 10. und 14. Tag nach dem »*ET*« künstlich eingeleitet. Doch bevor auf Medikamente zurückgegriffen wird, gibt es sanfte und natürliche Wege, die Wellen der Geburt auf behutsame Weise anzuregen.

Innige Zweisamkeit entfacht Geburtshormone

In einem entspannten Zustand löst dein Körper am ehesten Geburtshormone aus. Genieße nochmal ganz bewusst einen Spaziergang mit deinem Partner oder deiner Partnerin, geht gemeinsam Essen, ins Kino und vor allem: liebt euch nochmal so, wie damals, als euer Kind entstanden ist. Beim Sex werden wichtige Hormone ausgeschüttet, die der Körper auch bei der Geburt ausschüttet.

Nelkenöl-Tampons

Nelke lässt dein Gewebe weich werden und kann die Wehentätigkeit anregen. Träufle circa 5 Tropfen Nelkenöl auf einen Tampon und trage diesen für eine Stunde. Alle acht Stunden darfst du gerne diese Anwendung wiederholen. Sprich vorher mit deiner Hebamme über die Anwendung. Das Öl bekommst du von ihr oder in einer Apotheke.

Hebammen-Tee

Der berühmte Hebammen-Tee besteht aus einer Stange Zimt, zehn Nelken, einer kleinen Ingwerwurzel und einem Esslöffel Eisenkraut. Lass die Teegewürze zehn Minuten leicht köcheln, brühe das Eisenkraut in einer extra Tasse auf und fülle sie anschließend zusammen mit dem Gewürzaufguss zu einem Liter auf. Trinke den Tee schluckweise und lauwarm über den Tag verteilt. Auch diese Gewürze haben eine wehenanregende Wirkung.

Einlauf

Ein Einlauf regt die Darmaktivität an. Da der Darm die Gebärmutter umkleidet, wird diese gleich mit stimuliert und oft folgen Kontraktionen. Ist dein Baby bereit, kann es der Startschuss für die Geburt sein. Sprich bitte vor der Anwendung mit deiner Hebamme. Denke daran, viel zu trinken, da du durch einen Einlauf Wasser und Elektrolyte verlierst.

Aromatherapie

In der Geburtseinleitung verwendet man die Aromen Zimt, Nelke, Ingwer und Eisenkraut. Massiere deine Gebärmutter gerne mit einem Massageöl, das diese Aromen beinhaltet und atme tief durch.

Eipollösung

Am unteren Ende der Fruchtblase, auch Eipol genannt, sind die Eihäute mit dem Gebärmutterhals verklebt. Löst man diese durch eine mechanische Technik, werden Prostaglandine ausgeschüttet, die geburtsanregend wirken. Dafür geht deine Hebamme mit einem oder zwei Finger in den geöffneten Gebärmutterhals ein und löst die Membran mit einer kreisenden Wischbewegung.

DEIN WUNDERVOLLER GEBURTSWEG

10 Monate lang hast du dein kleines Wunder in dir getragen, es genährt und liebevoll umsorgt, während es heranwuchs. Nun ist der Moment gekommen. Dein Baby ist bereit, die Welt zu entdecken. Bald wirst du die zarte Haut deines Babys berühren und sein sanftes Stimmchen kennenlernen. Es ist ein magischer Moment voller Vorfreude und Liebe.

Wehe oder Welle?

Eine Wehe kannst du dir vorstellen wie eine Welle. Sie baut sich langsam auf, erreicht ihren höchsten Punkt und läuft langsam am Strand aus. Jeder ist vom Schmerzempfinden her unterschiedlich, meist ist die Welle zu Beginn im unteren Bauch- und Rückenbereich zu spüren und nimmt im Verlauf an Kraft und Intensität zu. Rutscht dein Baby zunehmend tiefer in dein Becken, verspürst du dies als Druck. Zwischen den Wellen spürst du keinerlei Schmerz und kannst dich entspannen. Das Verspüren der Wellen schüttet das Bindungs- und Kuschelhormon Oxytocin aus sowie schmerzlindernde Hormone. Die Wellen bringen dich auch in eine intuitive Bewegung, die deinem Baby durch den Geburtskanal helfen, denn jede noch so kleine Bewegung schafft in deinem Becken Platz für dein Baby.

Bewegung ist die beste Geburtshilfe

Damit dein Baby geboren werden kann, muss es sich in Schraubbewegungen durchs Becken bewegen. Für die Drehungen braucht dein Baby viel Platz. Hast du schon mal etwas von den Fontanellen gehört? Die Schädelplatten deines Babys sind noch nicht verknöchert und können sich in einem gewissen Maße zusammenschieben und so den Kopfumfang verringern. Aber es ist auch auf deine Bewegungen angewiesen. Dein Beckengürtel wird in der Schwangerschaft zunehmend lockerer, damit sich dein Becken unter der Geburt an das Köpfchen deines Babys anpassen kann. Übrigens führt das Auflockern des Beckens zu dem sogenannten *»Watschelgang«* in der Schwangerschaft. Spüre in jeder Welle in dich hinein und bewege dich intuitiv. Hast du noch große Abstände zwischen den Wellen, ruhe dich gerne in einer liegenden Position aus. Stütze deinen Bauch und deine Beine mit einem Kissen und lege dein oberes Bein angewinkelt auf die Matratze oder das Sofa. Rutscht dein Baby tiefer ins Becken, wirst du dich automatisch bewegen wollen, um deinem Baby Platz zu machen. Auch die Wellen werden in kürzeren Abständen erfolgen. Bist du noch zuhause, nimm ein warmes Bad oder eine warme Dusche. Setze dich auf einen Pezziball und kreise dein Becken wie eine Acht. Achte im Sitzen darauf, dass deine Knie tiefer sind als dein Schambein und dein Rücken leicht nach vorne gebeugt ist. Lege dir ein warmes Kirschkernkissen in den Rücken und lass dich sanft von deinem Partner oder deiner Partnerin massieren. Höre leise deine Lieblingsmusik oder eine Traumreise und atme gemeinsam mit deinem

Partner oder deiner Partnerin. Geht gerne gemeinsam nochmal spazieren und achte auf einen aufrechten Gang. Auch der Vier-Füßler-Stand und die Yoga-Position *»Katze-Kuh«* helfen dir und deinem Baby. Versuche immer wieder, die Position zu verändern. An deinem Geburtsort kannst du dich vielleicht in ein Seil hängen, langsam Treppensteigen oder ein Entspannungsbad nehmen. Deine begleitende Hebamme wird dich in deinen Positionen unterstützen und dir viele Möglichkeiten aufzeigen.

Gebären in der Rückenlage, lieber nicht!

Das Gebären in einem Bett auf dem Rücken liegend, so wie es in jedem Film dargestellt wird, ist nicht gut und war auch noch nie gut. Dein Baby und dein Körper müssen in dieser Position gegen die Schwerkraft arbeiten. Dein Baby wird durch das Liegen auf den Beckenknochen in die falsche Richtung geschoben. Das führt dazu, dass dein Ungeborenes nicht tiefer rutschen kann, der Muttermund sich nicht optimal öffnet und die Geburt stagniert. Dein Baby erschöpft zunehmend mit jeder Welle, wie auch deine Gebärmutter. Durch die Rückenlage erhöht sich die Interventionsrate immens. Leider wünschen sich Geburtsteams noch immer die Rückenlage, auch wenn wir heutzutage wissen, dass dies die ungünstigste Position ist. Aber warum? Liegt die Gebärende in Rückenlage, hat das Geburtsteam den besten Zugriff zur Frau, da sie optimal an den Bauch und auch an die Scheide kommen. Auch wenn sie nicht unbedingt sofort in den Geburtsprozess eingreifen, können sie es jederzeit in wenigen Sekunden. Das Geburtsteam hat das Gefühl, dass sie so die Lage besser überblicken können. Sie meinen es nicht böse mit dir, sie wünschen sich nur eine gesunde Mutter und ein gesundes Baby. Dass sie aber mehr Schlechtes als Gutes tun, ist trotz der neuen Leitlinie noch nicht in allen Köpfen. Wirst du also in die Rückenlage gebeten, hinterfrage gerne den gewünschten Effekt. Oft merkt dann das Geburtsteam, dass es aktuell keinen Grund für den Positionswechsel gibt.

Die Latenzphase – eure Geburtsreise startet

»Latent« bedeutet *»vorhanden, aber (noch) nicht in Erscheinung tretend«*. Die Latenzwellen sind Wellen, die sich sehr unkoordiniert zeigen, über Tage und sogar Wochen immer wieder auftreten können. Mal sind sie kurz, mal lang. Mal sind sie für mehrere Stunden da, dann wieder weg. Meist zeigen sie eine Länge von 20–45 Sekunden.

Diese Vorgeburtsphase ist sehr wertvoll für dich, aber auch für dein Baby. Die Aufgaben der Latenzwellen sind vielfältig. Sie zeigen dir und deinem Baby, dass die Geburt unmittelbar bevorsteht. Sie lassen dein Gewebe weich werden und dein Kind tiefer treten. Das sorgt für eine Zervixverkürzung und eine Muttermundsreifung.

Es kann sehr frustrierend sein, wenn man über Tage oder sogar Wochen immer wieder Kontraktionen verspürt und sie nicht zu einer Muttermundseröffnung führen, aber je mehr Latenzwellen du verspürst, desto schneller wird der aktive Teil der Geburt verlaufen. Nutze die Vorgeburtsphase nochmal, um Kraft zu sammeln. Ziehe dich zurück, ruhe dich aus und bereite dich mental auf das bevorstehende Ereignis vor. Die Latenzwellen ebnen dir den Weg zu deinem Baby. Jede Welle ist wichtig, jede Welle ist Teil deiner Geburtsreise.

Im Rhythmus der Wellen – Die Eröffnungsphase

Die Eröffnungsphase schließt sich der Latenzphase direkt an. Die Wellen werden höher, regelmäßiger und kräftiger. Sie kommen jetzt alle 2–3 Minuten und dauern circa 60–90 Sekunden an. Gebärst du nicht zuhause, ist jetzt der Zeitpunkt, an deinen Geburtsort zu fahren. Oft sorgt der Ortswechsel für eine kurze Pause, das ist aber nicht schlimm. Dein Körper wird sich nach dem Ankommen wieder einschwingen. Jetzt ist der Muttermund vier bis sechs Zentimeter geöffnet. Die zunehmenden Wellen sorgen für die restliche Muttermundseröffnung und machen den Weg für dein Baby frei. Bald darfst du deinem Baby in die Augen schauen und seine wundervolle Wärme spüren.

Austrittsphase – In den letzten Atemzügen der Geburt

Ist dein Muttermund vollständig eröffnet, legt der Körper oft nochmal eine Pause ein. Diese Pause darf aber nicht mit einem Stillstand verwechselt werden, hier muss nicht medizinisch interveniert, sondern darf abgewartet werden. Du, sowie dein Baby bekommen eine Verschnaufpause, bevor es in die nächste Geburtsphase geht. Von allein werden deine Geburtswellen wieder mit Kraft zurückkommen. Jetzt darf dein Baby seine geschützte Höhle verlassen. Bleib mit ihm in

Verbindung und sprich ihm gut zu. Auch auf deinen Sauerstoff ist es jetzt angewiesen – versuche immer wieder tief in den Bauch einzuatmen.

Dein Becken hat drei Ebenen. In der ersten Ebene, dem Beckeneingang, hat dein Baby noch viel Platz. Je tiefer es rutscht, desto enger wird es. Sobald sich das Köpfchen auf die mittlere Ebene, die Beckenmitte geschraubt hat, beginnt dein Körper reflexartig während der Welle etwas mitzuschieben, wie zum Stuhlgang. Konzentriere dich auf die Atmung und lass deinen Körper intuitiv arbeiten. Möchtest du mitschieben, tu dies, aber nur kurz. Dein Baby braucht in der letzten Phase der Geburt sehr viel Sauerstoff. Ein aktives starkes Pressen kann dazu führen, dass dein Baby weniger Sauerstoff erreicht, die Herztöne deines Babys abfallen und medizinische Interventionen folgen. Hast du eine Periduralanästhesie (PDA), kann es sein, dass du aufgefordert wirst, aktiv mitzuschieben, da die PDA das Körpergefühl hemmt. Schiebe auch hier nur vorsichtig und sanft mit und atme zwischendurch tief ein – dein Baby braucht in jeder Welle deinen Sauerstoff. Rutscht das Köpfchen auf die letzte Ebene, den Beckenausgang, kannst du die Haare in deiner Scheide ertasten. Trau dich ruhig, das Gefühl, das erste Mal den weichen Flaum zu tasten, wirst du nie vergessen. Welle für Welle wird das Köpfchen über den Damm geboren. Nach der Kopfgeburt dauert es noch eine Welle bis der Körper geboren wird und du dein Baby zu dir nehmen darfst.

Der erste Schrei

Dein Baby ist geboren. Vielleicht schreit es direkt, vielleicht auch nicht. Warte nicht auf den ersten Schrei, sondern nimm es auf deine Brust. Es hört dein Herz schlagen, das rhythmische Klopfen, das es 10 Monate hören durfte. Sprich mit deinem Baby, auch dein Partner oder deine Partnerin. Nichts ist ihm vertrauter als eure Stimmen. Ihr werdet sehen, euer Baby kommt entspannt an. Nach wenigen Augenblicken öffnet es seine Augen, schaut sich um und bewegt sich. Ein Schrei nach der Geburt zeigt keinen positiven Effekt. Dein Baby wird die ersten Minuten weiterhin durch die Nabelschnur mit Sauerstoff versorgt. Und das hat die Natur so eingerichtet, damit dein Baby Zeit hat, sich der neuen Umgebung anzupassen und seinen Kreislauf umzustellen.

Das Auspulsieren der Nabelschnur für einen sanften und zugleich kraftvollen Start

Die Nabelschnur wird in den meisten Kliniken nach 3–5 Minuten durch deine Begleitung oder durch dich durchtrennt, nachdem sie auspulsiert hat. Bei einer außerklinischen Geburt wird die Nabelschnur oft erst nach der Plazentageburt durchtrennt. Eine auspulsierte Nabelschnur erkennt man daran, dass sie nicht mehr blau-lila-violett erscheint, sondern weiß und ein Puls ist auch nicht mehr zu ertasten. Das Auspulsieren ist sehr wichtig für dein Baby, denn es erhöht sein Blutvolumen um bis zu 40 %, was wiederum seine Eisenvorräte erhöht. Zudem bekommt dein Neugeborenes auch nach seiner

Geburt die ersten Minuten ausreichend Sauerstoff, damit es in Ruhe ankommen kann und genug Zeit hat auf die eigene Atmung umzustellen. Es bekommt auch eine höhere Anzahl an Stammzellen für eine verbesserte Immunabwehr und die Lösung der Plazenta passiert komplikationsärmer. Bitte dein Geburtsteam zu warten. Auch bei einer Bauchgeburt gibt es die Möglichkeit, eine Nabelschnur auspulsieren zu lassen.

Die Nachgeburtsphase

Mit der Geburt deines Kindes ist die Geburt noch nicht vollständig. Auch der wertvolle Mutterkuchen muss noch geboren werden – das Organ, das du hast wachsen lassen, damit dein Baby wachsen konnte. Meist löst sich die Plazenta innerhalb der ersten Stunde nach der Geburt des Kindes. Dafür braucht es noch ein paar sanfte Wellen. Im klinischen Setting wird oft die Nachgeburtsphase durch eine extra Gabe Oxytocin intravenös unterstützt. Dieses aktive Management reduziert eine stärkere Nachblutung, ist aber meist nach einer physiologischen Geburt nicht nötig. Frage hier dein Geburtsteam, ob sie vorerst mit der Gabe warten können. Die Lösung der Plazenta von deiner Gebärmutterwand wird unterstützt durch das erste Anlegen deines Babys, denn hier schüttet dein Körper ganz von selbst das Hormon Oxytocin aus. Nach der Geburt der Plazenta überprüft die Hebamme den Mutterkuchen noch auf Vollständigkeit, kontrolliert deine Gebärmutterrückbildung und versorgt eine eventuell vorliegende Geburtsverletzung.

Das erste Kennenlernen – Die Basis für eine lebenslange Verbindung

Das erste Kennenlernen ist die absolut wichtigste Phase für die Mutter-Kind-Bindung. Hier riecht dein Baby an dir, schmeckt deinen Schweiß und hört deinen Herzschlag. Alles damit dein Baby dich für immer wiedererkennt. Innerhalb der ersten zwei Stunden nach der Geburt sollte auch dem Papa oder der zweiten Mama das Baby auf die nackte Brust gelegt werden. Im Kreißsaal legt die Hebamme mit dir gemeinsam dein Baby das erste Mal an deiner Brust an und nach vielem Kuscheln und Stillen führt sie die U1 durch. Deine Rückbildung wird in den ersten zwei Stunden regelmäßig kontrolliert und du kannst nach der U1 duschen oder auf Toilette gehen. Gebärst du außerklinisch, gehst du nach circa sechs Stunden nach Hause, wenn du nicht eh schon zuhause bist. Im Krankenhaus gibt es die Möglichkeit, für zwei bis drei Tage auf der Wochenbett-Station zu bleiben oder auch direkt nach Hause zu gehen.

DIE GEBURTSATMUNG

Durch eine tiefe und bewusste Atmung aktivieren wir unseren Parasympathikus und schütten Wohlfühlhormone aus. Atmest du tief, versorgst du dein Baby mit ausreichend Sauerstoff und bleibst mit ihm verbunden. Fühlst du dich entspannt und sicher, fühlt das dein Baby auch. Geburt ist Teamwork. Übe die folgenden Atemtechniken ab der 32. Schwangerschaftswoche täglich, um sie zu vertiefen und leichter unter der Geburt wieder abzurufen. Nimm für die Übungen auch verschiedene Positionen ein.

Die Ruhe-Atmung

Mit der Ruhe-Atmung kannst du dich in der Schwangerschaft oder in den Wellenpausen unter der Geburt entspannen und in deiner Kraft bleiben. Setze dich hierfür bequem hin, spüre zu deinem Baby und lege deine Hände auf deinen Bauch oder auf deine Oberschenkel. Atme tief in die Nase ein und zähle in Gedanken bis 4. Spüre, wie dein Bauch sich langsam hebt. Danach atmest du durch die Nase wieder aus und zählst in Gedanken bis 8. Du spürst, wie dein Baby sich wieder senkt. Entspanne beim Ausatmen bewusst deinen Körper. Lass deine Schulter sinken, lass deine Stirn und den Kiefer weich werden, nimm deine Zunge vom Gaumen und lass deinen Kopf etwas schwerer werden.

Die Wellen-Atmung

Mit der Wellen-Atmung reitest du Welle für Welle mit Ruhe und Entspannung. Sie versorgt auch dein Baby bestens mit Sauerstoff und unterstützt das harmonische Zusammenspiel deiner Gebärmuskulatur. Baut sich die Welle auf, atmest du tief in die Nase ein und zählst in Gedanken schnell zu einer Zahl, zu der du hier und jetzt gut kommst. Danach atmest du durch die Nase wieder aus und zählst zur gleichen Zahl. Beim Ausatmen kehrst du in die Entspannung zurück, lässt deine Schultern sinken, entspannst deinen Kiefer und deine Stirn, löst deine Zunge vom Gaumen und fühlst deinen Kopf schwerer werden. Du wiederholst die Wellen-Atmung über den Wellen-Höhepunkt hinaus, bis sie sanft am Strand ausläuft. Danach wechselst du wieder in die Ruhe-Atmung. Übst du regelmäßig in der Schwangerschaft diese Atemtechnik, trainierst du dein Lungenvolumen und kommst idealerweise bis zur Zahl 20.

Die Geburts- oder J-Atmung

Ist dein Muttermund komplett eröffnet, verspürst du intuitiv, dass du dein Baby nach unten atmen möchtest. Auch ein Druck oder ein Drang zum Mitschieben kann sich zeigen. Hier ist jeder Körper anders, aber jeder Körper wird vom natürlichen Gebärreflex geleitet. Wenn sich eine neue Welle aufbaut, stelle dir hier *»J«* vor. Die Einatmung passiert hier intuitiv und so wie sie dir guttut. Atme mit Schwung in die Nase ein, wie der erste Schwung, wenn man Schreibschrift-J schreibt.

Stelle dir bei deiner Ausatmung vor, dass dein Atem durch den Rachen deine Wirbelsäule entlang fließt und dein Baby Richtung Ausgang schiebt. Das ist der zweite Schwung des Schreibschrift-J. Der zweite Teil des Js ist länger, atme also länger aus, als du einatmest. Ist die Welle vorbei, wechselst du wieder in die Ruhe-Atmung.

SCHMERZLINDERUNG WÄHREND DER GEBURT

Jeder Körper ist einzigartig. Wenn du ein Schmerzmittel benötigst, um deine Wellen besser zu bewältigen, ist das völlig in Ordnung! Es geht nicht darum, die Geburt ohne Schmerzmittel zu bestehen, sondern darum, dass du die Geburt gut meisterst – egal mit welcher Unterstützung!

Akupunktur im Kreißsaal

Viele Hebammen haben eine Akupunktur-Ausbildung und können wertvolle Nädelchen setzen, um die Wellen sanfter wirken zu lassen. Sie schränken dich in deiner Bewegungsfreiheit nicht ein und können jederzeit gezogen werden.

Die Entspannungswanne

Wie du es bestimmt schon aus der Schwangerschaft kennst, nimmt Wasser das Gewicht des Babybauches und entlastet somit deinen Rücken. Das warme Wasser sorgt zudem für ein weicheres Gewebe, eine bessere Durchblutung und kann zu einer beschleunigten Muttermundseröffnung führen.

Das TENS-Gerät

Während der Geburt sendet die Gebärmutter Schmerzsignale an dein Gehirn. Die Nutzung eines TENS-Geräts unterbricht die Übertragung von Informationen an dein Gehirn, was zu einer Linderung der Schmerzen führt. Mit Beginn der ersten Welle kannst du dir eigenständig die Elektroden auf den unteren Rücken kleben und dir die Geburt ohne Nebenwirkungen leichter machen. Das TENS-Gerät kannst du dir im Internet kaufen oder für mehrere Wochen ausleihen.

Homöopathische Mittel & Aromatherapie

Homöopathie wie auch Aromen werden gerne im Kreißsaal angewendet. Lavendel lässt dich als Gebärende entspannen, Eisenkraut regt die Wellen an. Deine betreuende Hebamme stimmt die Behandlung mit homöopathischen Mitteln und Aromen ganz individuell auf dich und deine Geburt ab.

Schmerzmittel für einen seichteren Wellengang

Im klinischen Setting gibt es schmerzlindernde Medikamente wie muskelentspannende Mittel, Opioide, Lachgas und die Periduralanästhesie. Welche Schmerzlinderung für dich und dein Baby die Beste ist, stimmt dein Geburtsteam mit dir ganz individuell ab. Erkundige dich über die Vor- und Nachteile sowie mögliche Nebenwirkungen. Eine Geburt ohne Schmerzmittel nimmt einen natürlicheren Verlauf, möchtest du die Geburt aber ohne Schmerzmittel nicht mehr fortsetzen, ist die Entscheidung, zu Schmerzmitteln zu greifen, die richtige. Schmerzmittel zu nutzen, heißt nicht, dass du schwach bist oder versagt hast. Jede Geburt ist individuell und einzigartig.

WENN ES ANDERS KOMMT ALS GEPLANT

Wir wissen im Voraus nie, wie eine Geburt verläuft. Gesteuert wird die Geburt von Hormonen und Hormone sind nun mal sehr sensibel. Viele Faktoren können den natürlichen Verlauf einer Geburt stören und zu Hindernissen führen. Kommt es zu medizinischen Interventionen, steht meist dein Leben sowie das Leben deines Babys im Vordergrund. Hinterfrage jedoch jede Intervention genau und vertraue auf das Wissen deiner betreuenden Hebamme, denn sie ist hier die Fachfrau.

Nutze dein BRAIN für eine informierte Entscheidung

Mit Hilfe des BRAIN-Modells kannst du, oder deine Geburtsbegleitung, Interventionen sehr gut hinterfragen. Es ist für euch wichtig, jedes Eingreifen in den natürlichen Prozess zu verstehen. Verstehst du die Hintergründe des ärztlichen Handelns, kannst du es besser zulassen und deine Begleitung kann dich besser unterstützen. Fragt jede Intervention mit folgenden Fragen ab:

B – Benefits: Welche Vorteile bietet diese Maßnahme?
R – Risks: Welche Risiken gibt es durch diese Maßnahme?
A – Alternatives: Welche Alternativen gibt es noch?
I – Intuition: Was sagt mir meine beziehungsweise was sagt uns unsere Intuition?
N – Nothing: Was passiert, wenn wir (erst mal) gar nichts machen?

Der Wehentropf

Damit dein Körper genug Geburtshormone ausschütten kann, muss er sich sicher und geborgen fühlen. Auch eine ausreichende Rezeptorenbildung ist hier die Voraussetzung und kann mit einer Weißmehl- und zuckerfreien Ernährung erreicht werden. Geburtshormone sind sehr sensibel und können schon nur durch ein grelles Licht, Lärm und Unsicherheit gestört werden. Eine PDA kann ebenfalls zu einer Wellenhemmung führen und den Bedarf eines Oxytocin-Tropfs steigern. Nicht jede größere Wellenpause heißt aber gleich Stillstand. Zwischen der Eröffnungsphase und der Austrittsphase kommt es häufig zu einer kurzen Verschnaufpause mit größerem Abstand zwischen den Wellen. Im klinischen Setting wird hier schnell zu einem *»Wehen-Tropf«* gegriffen, da die Pausen mit einem Stillstand verwechselt werden. Hinterfrage hier die Notwendigkeit. Auch eine aufrechte Position, eine leere Harnblase, Entspannung, Bewegung, Aromen, Homöopathie, Musik, Ruhe, Akupunktur oder Zeit zu zweit mit deinem Partner oder deiner Partnerin können die Wellen auf natürliche Weise wieder anregen. Vertraue hier auf das Wissen deiner betreuenden Hebamme.

Die Saugglocke

Der häufigste Grund für eine Saugglocke ist eine liegende Periduralanästhesie. Die PDA hemmt das Gefühl für die untere Körperhälfte und der Druck oder Drang zum Mitschieben in der Austrittsphase bleibt aus. Es gibt die Möglichkeit, die

PDA bei vermindertem Körpergefühl in der letzten Geburtsphase zu reduzieren oder auszuschalten. Ein weiterer Grund für die Nutzung einer Saugglocke, auch Vakuumextraktion (VE) genannt, ist eine drohende Sauerstoffunterversorgung bei deinem Baby. Anzeichen können eine vaginale Blutung oder abfallende Herztöne sein. Sitzt das Köpfchen deines Babys schon tief im Becken, kann es schneller mit Hilfe einer Saugglocke geboren werden.

Die Mikroblutuntersuchung

Zeigen die Herztöne deines Babys einen Abfall an, ist das noch kein Grund zur Sorge. Zu gewissen Geburtsphasen fallen die Herztöne deines Babys ab, um Sauerstoff zu sparen. Hier handelt die Natur äußerst clever. Erstrecken sich die Abfälle aber über einen längeren Zeitraum oder erfüllen die Abfälle bestimmte Kriterien, kann es zu einer Erschöpfung bei deinem Baby führen. Um festzustellen, wie viele Reserven dein Baby noch hat, ist es möglich, eine kleine Menge Blut am Kopf deines Babys abzunehmen. Dafür wird wie bei einer Blutzuckermessung durch einen kleinen Stich Blut abgenommen und in einem speziellen Gerät ausgewertet. Die Höhe des Wertes entscheidet den weiteren Geburtsverlauf.

Der Dammschnitt

Früher war der Dammschnitt eine Routinemaßnahme. Heute wird er nur noch gemacht, wenn dein Baby eine starke Sauerstoffunterversorgung zeigt oder die Gefahr für einen höhergradigen Dammriss besteht. Denn wir wissen, ein Riss heilt besser als ein Schnitt. Sollte ein Schnitt notwendig sein, wird er während einer Welle gemacht, damit du davon nichts spürst. Im Geburtsvorgespräch kannst du gerne deinen Wunsch äußern, dass du in die Entscheidung mit einbezogen werden möchtest.

Die Bauchgeburt

Manchmal kommt es zu einer unvorhergesehenen Bauchgeburt. Auch wenn du dir von Herzen eine vaginale Geburt gewünscht hast, und alles Mögliche dafür getan hast, kann es zu einer Bauchgeburt kommen. Entscheidet sich das Geburtsteam für einen Umstieg auf eine Bauchgeburt, tun sie es aus einem Grund: Sie wollen dein und das Leben deines Kindes retten. Weder du noch dein Baby haben versagt. Der Geburtsprozess ist komplex und hochsensibel. Setze dich schon in deiner Geburtsvorbereitung mit dem Thema Bauchgeburt auseinander.

WOCHENBETT

–

Zeit des Kennen-lernens und Zeit der Erschöpfung

Das Wochenbett wird in das Früh- und Spätwochenbett unterteilt und dauert sechs bis acht Wochen. Hier ist Ruhe geboten. Im Frühwochenbett heilen die Geburtswunden ab und die Milchbildung kommt in Gang. Du und dein Baby erholt euch von der Geburt und lernt euch kennen. Im Spätwochenbett findet ihr euch zurecht, stimmt euch aufeinander ein, findet euren Platz als Eltern und deine Hormone stellen sich wieder um. Verbringe die ersten Wochen mit deinem Neugeborenen viel Zeit im Bett. Dein Körper braucht nach der großartigen Leistung viel Ruhe, daher kommt der Name Wochenbett. Viele sagen auch: Eine Woche im Bett, eine Woche am Bett, eine Woche ums Bett herum.

NACH BILDUNG FOLGT DIE RÜCK-BILDUNG

Nach zehn Monaten voller Liebe und Hingabe beginnt nun die Zeit der Rückkehr zu dir selbst. Es ist erstaunlich, welche Wunder dein Körper die letzten zehn Monate vollbracht hat. Jetzt steht er vor der Herausforderung, sich selbst wiederzufinden. Unterstütze deinen Körper dabei und schenke ihm die Ruhe, die er braucht.

Immer noch Wellen!?

Unmittelbar nach der Geburt der Plazenta muss sich deine Gebärmutter zusammenziehen, damit sich die offene Plazentahaftstelle verkleinert und der Blutfluss minimiert wird. Um sich zu verkleinern, stößt die Gebärmutter weiterhin sanfte Wellen aus, die drei bis fünf Tage spürbar sind. Vor allem beim Stillen wirst du die seichten Wellen spüren, da hier das wichtige Kontraktionshormon Oxytocin ausgeschüttet wird. Selbst nach der Geburt bildet ihr, du, dein Baby und deine Gebärmutter, weiterhin ein starkes Team.

Jetzt wird's blutig

Der Wochenfluss, auch Lochia genannt, ist eine vaginale Blutung, die unmittelbar nach der Geburt des Kindes beginnt und circa drei bis sechs Wochen dauert – aber keine Angst, du verblutest nicht! Die Plazenta hinterlässt eine Wunde in deiner Gebärmutter, die so groß wie ein Kuchenteller ist. Jetzt ist es wichtig, dass sich deine Gebärmutter nach der Geburt sofort zusammenzieht, damit sich die Wundstelle verkleinert und es weniger blutet. Der Wochenfluss besteht nicht nur aus Blut, sondern auch aus Geweberesten und Schleim. In den ersten Tagen fließt er periodenstark mit einer intensiven roten Farbe. Nach etwa einer Woche wird die Farbe eher bräunlich, nach zwei bis drei Wochen gelb, bis anschließend wieder der normale weißliche Ausfluss fließt.

Wenn der Wochenfluss plötzlich endet

Die Dauer des Wochenflusses ist bei jeder Frau individuell. Endet dein Wochenfluss innerhalb der ersten zwei Wochen abrupt, solltest du aufmerksam werden. Ein Blutgerinnsel oder Gewebereste können den Muttermund verlegen und zu einem Blutrückstau in der Gebärmutter führen, der sogenannte Lochialstau. Ein Stau muss schnellstmöglich behandelt werden, da er zu einer schweren Infektion der Gebärmutter führen kann. Nach wenigen Stunden oder Tagen zeigen sich die ersten Symptome wie Stirnkopfschmerzen, Unterbauchschmerzen und Fieber. Nimmt dein Wochenfluss ab, kannst du deine Gebärmutter sanft mit einem Öl von außen massieren, dich mehrmals täglich auf den Bauch legen und einen Tee mit Hirtentäschelkraut aufkochen. Deine Hebamme kann auch unterstützend akupunktieren oder tapen. Sollten die Maßnahmen den Stau nicht lösen, stelle dich bei deiner Frauenärztin oder deinem Frauenarzt vor.

Stärke deine Bauchmuskeln und deinen Beckenboden für ein neues Kapitel

Wächst dein Baby in der Schwangerschaft, macht es sich Platz und schiebt deine geraden Bauchmuskeln (Musculus Rectus abdominis) auseinander (Diastase) – es entsteht die sogenannte Rektusdiastase. Um diesen Spalt wieder zu schließen, beginnst du direkt im Wochenbett mit täglich sanften Rückbildungsübungen, die dir deine Hebamme zeigt. Auch der Beckenboden benötigt im Wochenbett große Beachtung. Unter der Geburt musste er sich dehnen und öffnen, jetzt ist er besonders instabil und anfällig für Verletzungen. Schone dich im Wochenbett, trage nur dein Baby, schiebe keinen Kinderwagen und laufe nur wenig Treppen. Sobald du geboren hast, solltest du so schnell wie möglich einen Rückbildungskurs buchen, der frühestens nach sechs Wochen beginnt. Die Kosten für den Kurs trägt deine Krankenversicherung.

Kleine Verletzungen, große Heilungskräfte

Manchmal muss nicht nur die Gebärmutter heilen, sondern auch Geburtsverletzungen. Bei einer Bauchgeburt ist es die Kaiserschnittnarbe. Bei einer vaginalen Geburt kann es ein Dammschnitt oder ein Riss an den Schamlippen, am Damm oder in der Scheide sein. Was schlimm klingt, ist nicht schlimm, denn unser Gewebe heilt im Intimbereich besonders gut aufgrund der guten Durchblutung. Egal, wo sich deine Naht befindet, halte sie trocken und kühle sie gerne vorsichtig bei Bedarf. Bei einer Scheiden- oder Dammverletzung hilft dir eine Po-Dusche, gefüllt mit lauwarmem Wasser, den Bereich sauber zu halten, ohne mit Toilettenpapier wischen zu müssen. Ist die Naht gut verheilt, kannst du nach Absprache mit deiner Hebamme das Narbengewebe sanft massieren, um es geschmeidig zu halten.

DIE HORMONUMSTELLUNG – WENN DIE GEFÜHLE ACHTERBAHN FAHREN

Die Hormonumstellung nach der Geburt ist ein unvermeidlicher, aber auch ein bedeutender Teil des Übergangs in die Mutterschaft. Bis deine Hormone wieder ein Gleichgewicht finden, erlebt dein Körper eine Vielzahl von Veränderungen, die nicht nur physischer, sondern auch emotionaler Natur sind.

Babyblues – wenn Tränen die Sprache der Gefühle sind

Der Babyblues, oder die sogenannten Heultage, betrifft 50–80 % aller Mütter in den ersten Wochen nach der Geburt. Stimmungsschwankungen, Müdigkeit, Erschöpfung, Traurigkeit, häufiges, meist grundloses Weinen, Schlaf- und Ruhelosigkeit sind Nebenwirkungen des Hormonumschwungs. In der Schwangerschaft ist dein Östrogen- und Progesteronspiegel sehr hoch. Nach der Plazentageburt fällt das Östrogen sehr rasch ab, das Hormon, das unter anderem unsere Stimmung stabilisiert und Depressionen sowie Psychosen entgegenwirkt. Der Babyblues hält in der Regel nur eine Woche an und bedarf keiner Therapie.

Wochenbettdepression – wenn die Freuden des Mutterseins zu dunklen Wolken werden

Halten die Symptome eines Babyblues über den 10. Tag nach der Geburt an oder treten sie plötzlich im ersten Jahr nach der

Geburt auf, spricht man von einer Wochenbettdepression. Sie ist gekennzeichnet von emotionaler Labilität, übermäßiger Angst und Sorgen, ausgeprägten Zweifeln, fehlender, positiver Gefühle, Traurigkeit, Schlaflosigkeit und Appetitstörung. Im Gegensatz zu einem Babyblues ist eine Wochenbettdepression eine ernsthafte Erkrankung, die einer Therapie bedarf. Sie ist aber durch psychotherapeutische Hilfe und mit Medikamenten sehr gut behandelbar. Gründe, warum 10–15 % aller Mütter eine solche Depression bekommen, sind Genetik, hormonelle Veränderungen, Erlebtes, äußere Umstände und das Lebensumfeld. Sogar der Partner oder die Partnerin können tatsächlich an einer Wochenbettdepression erkranken. Bist du, oder dein Partner oder deine Partnerin betroffen, gibt es den wundervollen Verein *»Schatten & Licht«*, der euch mit anonymen Selbsttests, Hilfsangeboten und Aufklärungsmaterialien versorgt.

Auf den Glow folgen Haarausfall & Hautprobleme

In der Schwangerschaft bildet der Körper mehr Östrogen – das Hormon, das den Glow verursacht. Der Körper produziert weniger Talg und mehr Haare: Das heißt, unser Haar wächst schneller, wird dichter, voller, glänzender und die Haut schöner. Sobald dein Baby geboren ist, fällt das Östrogen wieder ab und das böse Erwachen kommt. Nach zwei bis vier Monaten beginnt der Haarausfall und die Haut kann auch schlechter werden. Oft verliert man so viele Haare, dass man denkt, man hat gleich keine mehr auf dem Kopf, aber keine Angst! Du verlierst nur die Haare, die in der Schwangerschaft zusätzlich gewachsen sind und der Haarausfall wird wieder nachlassen. Versuche sanft mit deinem Haar umzugehen, dich gesund zu ernähren und dir Ruhe zu gönnen. Sollte dein Haarausfall lange und stark anhalten, kann das auf einen Eisen- beziehungsweise Nährstoffmangel oder ein Schilddrüsenproblem hinweisen. Kontaktiere hier deine Frauenärztin oder deinen Frauenarzt. Es gibt kein wissenschaftlich bewiesenes Heilmittel gegen Haarausfall, aber viele Mütter schwören auf Zink, Mönchspfeffer, B-Vitamine, Biotin, Koffein und Morgenurin.

Feuchte Nächte im Wochenbett

Auch das Schwitzen ist eine Begleiterscheinung der Hormonumstellung. Vor allem nachts wacht man schweißgebadet auf oder das Stillen wird zum Hochleistungssport. Aber keine Angst, sobald die Hormone sich auf die neue Situation eingestellt haben, reduziert sich die übermäßige Schweißproduktion wieder ganz von selbst. Versuche, nachts auf einem Handtuch zu schlafen und atmungsaktive Kleidung zu tragen. Nutze auch gerne ein Deodorant ohne Aluminium und Duftstoffe.

EIN GUTER START INS WOCHENBETT

Ein sanfter Start ins Wochenbett ist von großer Bedeutung, sowohl für dein eigenes Wohlbefinden als auch das deines Babys. Durch umsichtige Vorbereitungen und das Einholen von Unterstützung kannst du diesen Übergang so angenehm wie möglich gestalten.

Sei einen Schritt voraus

In den letzten Wochen deiner Schwangerschaft kannst du köstliche Gerichte vorbereiten und einfrieren. Das Vermeiden des Kochens während des Wochenbetts ist eine große Hilfe. Lass dich in den ersten Wochen gerne von Freunden und Familie mit nahrhaften Mahlzeiten unterstützen. Außerdem ist es ratsam, alle Anträge bezüglich Elternzeit und Elterngeld im Voraus auszufüllen, sodass du nach der Geburt nur noch die Daten deines Babys eintragen musst.

Bitte kein Besuch

Das Wochenbett ist eine sehr sensible Phase. Hier passieren wichtige Anpassungsprozesse, bei dir und bei deinem Baby. Einflüsse von außen, wie Besuche oder Termine sind störend und haben einen negativen Einfluss auf die Rückbildung, die Milchbildung und die Anpassungsprozesse bei deinem Baby. Versuche in den ersten Tagen, bis ihr euch eingespielt habt, keinen Besuch zu empfangen. Und lasst dann nur Besuch zu, wenn ihr euch wirklich bereit dazu fühlt. Fühle dich nicht gezwungen, deinen Schützling abzugeben. Neue Stimmen und fremde Gerüche können dein Baby überreizen und zu Unruhe führen, also behalte es lieber beschützt in deinen Armen, zumindest die ersten Wochen, bis es die neuen Stimmen kennt.

Die Hebamme – Deine persönliche Heldin im Wochenbett

Nach der Geburt hast du, wie auch in der Schwangerschaft, ein Recht auf Hebammenbetreuung. Die ersten Tage wird sie euch täglich besuchen, danach werden die Abstände meist größer. Ihre Aufgaben sind vielfältig, primär kümmert sie sich um dich und dein Baby, aber auch um deinen Partner oder deine Partnerin. Sie kontrolliert deine Rückbildung, deine Geburtsverletzungen, deinen Wochenfluss und tastet deine Brust ab. Sie kontrolliert die Haut deines Babys, wiegt es, hält die Gewichtskurve im Auge, versorgt den Nabelschnurrest und schätzt eine möglicherweise vorhandene Gelbsucht ein. Neben den körperlichen Untersuchungen beobachtet sie eine Stillmahlzeit, korrigiert dich bei Bedarf und beantwortet deine offenen Fragen.

SEXUALITÄT UND VERHÜTUNG

Die Wiederentdeckung der Intimität nach der Geburt ist von großer Bedeutung für die Beziehung zwischen euch als Paar. Es liegt ganz bei euch, wann und wie ihr diesen Schritt geht und es ist wichtig, dass ihr euch dabei gegenseitig respektiert und unterstützt.

Intimität nach der Geburt

Jedes Paar darf für sich entscheiden, wie es mit der Intimität nach der Geburt umgeht. Generell ist es wichtig, auf deine körperlichen und emotionalen Bedürfnisse, aber auch auf die deines Partners oder deiner Partnerin zu achten. Du als Mutter hast Großartiges geleistet, du hast euer Baby geboren. Dein Partner oder deine Partnerin durften dich begleiten und an dir eine neue Seite entdecken. Für euch beide war die Geburt eine Extremsituation.

Es ist okay, den Intimbereich nach einer vaginalen Geburt neu kennenzulernen. Nehmt euch hierfür Zeit und redet miteinander. Aus medizinischer Sicht ist schon drei bis vier Wochen nach der Geburt nichts gegen Geschlechtsverkehr einzuwenden. Allerdings sollte wegen der Infektionsgefahr das Ende des Wochenflusses abgewartet oder ein Kondom benutzt werden.

Solltest du Schmerzen beim Geschlechtsverkehr verspüren, starte einen neuen Versuch mit Gleitgel. In der Stillzeit kommt es häufig durch die hormonelle Veränderung zu

Scheidentrockenheit. Sollte das auch nicht helfen, sprich mit deiner Hebamme oder deiner Frauenärztin beziehungsweise deinem Frauenarzt.

Stillen als Verhütung?

Dass Stillen verhütet, ist mehr oder weniger wahr. Bei einer sehr hohen Stillfrequenz hemmt das milchbildende Hormon Prolaktin die Aktivität der Eierstöcke, sodass keine Eizellen heranreifen. Da das Stillen aber keinen Rhythmus hat, ist es keine sichere Verhütungsmethode. Auch wenn du noch keine sichtbare Periode hast, ist ein Eisprung möglich. Achte auf einen ausreichenden Verhütungsschutz, um eine erneute Schwangerschaft zu vermeiden.

STILLEN

WARUM STILLEN!?

Ein Baby zu stillen, ist ein kostbares Geschenk – für das Kind und für dich als Mutter. Dass Stillen das Beste ist, weiß jeder. Was heißt das aber konkret?

Das Geschenk für dein Baby

Stillen senkt das Risiko am plötzlichen Kindstod, sowie auch an Leukämie, nekrotisierende Enterokolitis und an Atemwegsinfektionen zu sterben. Ebenso werden gestillte Kinder seltener, kürzer und weniger schwerwiegend krank. Auch im späteren Leben leiden sie seltener an Übergewicht, Diabetes Typ II, chronisch entzündlichen Darmerkrankungen und psychischen Störungen. Stillen fördert zudem die körperliche und kognitive Leistungsfähigkeit. Und nicht nur das: Das Stillen steigert außerdem das Vertrauen und die Bindung zur Mutter, reduziert Stress und bietet unfassbar viel Liebe und Nähe.

Das Geschenk für dich als Mutter

Stillen ist für dich eine Krebsvorsorge. Es schützt dich vor Brust-, Eierstock- und Gebärmutterschleimhautkrebs. Zusätzlich wirkt es schützend vor Diabetes Typ II, dem metabolischen

Syndrom und Herz-Kreislauferkrankungen wie Bluthochdruck und Herzinfarkt. Je länger du stillst, desto besser wirkt der Schutz, auch noch lange nach der Menopause. Beim Stillen schüttet dein Körper vermehrt das Kuschelhormon Oxytocin aus, was die Bindung zu deinem Kind stärkt und die Rückbildung der Gebärmutter fördert.

Muttermilch ist praktisch

Neben den vielen gesundheitlichen Vorteilen ist Muttermilch auch einfach immer da. Tag und Nacht ist die Milch für dein hungriges Baby perfekt temperiert und sofort verfügbar. Stillen ist ebenfalls das wirksamste Mittel, dein Baby zu beruhigen, in den Schlaf zu begleiten und vereinfacht deinen Alltag. Auch die Umwelt profitiert, da um einiges weniger Müll und klimaschädliche Abgase anfallen. Und zu guter Letzt: Durch das Stillen sparst du dir 80–120 € im Monat.

DER STILLBEGINN

97 % aller Frauen weltweit können stillen. Es ist, wie auch die Geburt, ein natürlicher Prozess. Vertraue auf deine Fähigkeiten und sei bereit, das wunderbare Band zwischen dir und deinem Baby zu stärken.

Vorbereitungen für die Stillzeit

Ein guter Stillstart braucht tatsächlich nicht viel Vorbereitung. Überlege dir, wo du dein Baby im Alltag stillen möchtest und rüste die Orte mit einem dimmbaren Still-Licht aus. Kissen oder ein Stillkissen unterstützen dich beim richtigen Anlegen deines Babys und sollten jederzeit greifbar sein. Ein Beistellbett sorgt dafür, dass du nachts nicht aufstehen musst, sondern dein hungriges Baby einfach zu dir ziehen kannst. Häufig wird Schwangeren geraten, ihre Brustwarzen vor der Stillzeit durch ein Abschrubben mit einem Frottierhandtuch schon abzuhärten. Jedoch wurde kein positiver Effekt festgestellt.

Euer erstes Stillen im Kreißsaal

Nachdem du dein Baby geboren hast, findet es direkt Platz auf deiner nackten Brust. Der Haut-zu-Haut-Kontakt, oder auch Bonding genannt, legt den Grundstein für einen erfolgreichen Stillstart. Die ersten ein bis zwei Stunden gehören dir und deinem Baby. Hier riecht dein Baby an dir, schmeckt deinen Schweiß und hört deinen Herzschlag – alles, damit dein Baby dich für immer wiedererkennt. Nach einer kurzen Verschnaufpause ist dein Baby sehr aufmerksam, schaut sich um und bewegt sich selbstständig zur Brust, auch »*breastcrawl*« genannt. Zeigt dein Baby früher Hungeranzeichen, wie ein Schmatzen oder Suchbewegungen, kannst du es auf Höhe der Brustwarze legen, um ihm das Andocken zu erleichtern. Bitte das Geburtsteam, dein Baby erst nach ein bis zwei Stunden von dir zu trennen oder gar die U1 auf dir durchzuführen, damit die natürlichen Abläufe so wenig wie möglich gestört werden.

Kolostrum – das flüssige Gold

In den ersten Lebenstagen bekommt dein Baby das goldfarbene Kolostrum. Diese Milch wird bereits während der Schwangerschaft gebildet und ist reich an wertvollen Nähr- und Immunstoffen. Das dickflüssige Kolostrum ist gering, aber für jedes Baby ausreichend. Der Magen deines Wunders ist nach der Geburt noch so klein wie eine Murmel. Mit zunehmender Milchmenge wächst auch der Magen. Die ersten Tage wird dein Baby erstmal 5–7 % seines Geburtsgewichts abnehmen, da es überschüssige Flüssigkeit und Stuhl ausscheidet und nur wenig Kolostrum zu sich nimmt. Legst du dein Baby regelmäßig an, bildet sich innerhalb von 30 bis 48 Stunden die reife Muttermilch, die dein Baby wieder zunehmen lässt, da die Milchmenge jetzt rapide zunimmt. Die Farbe wechselt von Gelb zu Weiß.

Die Brustdrüsenschwellung

Der umgangssprachliche Milcheinschuss heißt in der Fachsprache »*Brustdrüsenschwellung*«. Mit Zunahme der gebildeten Milchmenge schwellen die Brüste an, werden warm, fühlen sich voll an und spannen. Keine Angst, die Schwellung geht nach einigen Tagen wieder zurück. Schmerzen die Brüste sehr, kannst du sie vorsichtig kühlen.

Die wichtigsten Regeln für eine gute Milchbildung

Beim Stillen bestimmt die Nachfrage das Angebot. Legst du dein Baby ausreichend an, bildet deine Brust ausreichend Muttermilch. Wichtig ist, dein Neugeborenes nach der Geburt mindestens 8- bis 12-mal in 24 Stunden anzulegen. Stelle dir einen Wecker, und lege vor allem auch nachts alle zwei bis drei Stunden an, bis dein Körper reichlich reife Frauenmilch produziert. Um die Milchbildung und die Mutter-Kind-Bindung zu stärken, verbringe sehr viel Zeit mit direktem Körper- und Hautkontakt. Die ersten Tage nach der Geburt dienen euch beiden der Erholung und geben die besten Voraussetzungen, nackt zu kuscheln. Bei dieser Nähe kannst du auf die Bedürfnisse deines Babys sofort reagieren und es bei den ersten Stillanzeichen anlegen.

In den ersten vier bis acht Wochen übt dein Baby das Stillen an deiner Brust. Verwende in dieser Zeit keine Fläschchen und Schnuller, um ein vorzeitiges Abstillen zu vermeiden.

Dein Baby gibt den Takt an

Kein Baby gleicht dem anderen. Jedes Baby hat seinen ganz eigenen individuellen Trinkrhythmus, der sich nach seinen Bedürfnissen richtet. Manche Babys möchten von Anfang an alle zwei bis drei Stunden trinken und weichen kaum von ihrem Rhythmus ab, andere hingegen zeigen keinen Trinkrhythmus und jeder Tag ist anders. Auch in der Trinklänge zeigen die Babys, dass sie kleine Individuen sind, denn die einen trinken 10 Minuten, andere brauchen für eine sättigende Stillmahlzeit 45 Minuten. Lege dein Baby immer an, wenn es Stillzeichen zeigt und lass dein Baby auch die Mahlzeit beenden.

Stillzeichen – Die Sprache deines Babys

Da die Brust nicht nur den Hunger, sondern auch andere Bedürfnisse wie Nähe und Sicherheit stillt, spricht man nicht von Hunger- sondern von Stillzeichen. Versuche dein Neugeborenes schon bei den allerersten Stillzeichen an dich zu nehmen und zu warten, bis es andockt. Die frühen Stillzeichen erkennst du an saugenden Bewegungen der Lippen oder Sauggeräuschen, leicht herausgestreckter Zunge und Schlecken an den Lippen, schmatzen und Mundbewegungen.

Liegt dein Baby noch nicht an der Brust, zeigt es aktive Stillzeichen wie allgemeine Unruhe, Bewegungen von Armen und Beinen, Suchbewegungen mit dem Kopf und Saugen an den eigenen Fingern. Spätestens jetzt sollte dein Baby angedockt werden, sonst rutscht es in die späten Stillzeichen und das löst in deinem Baby eine Alarmbereitschaft aus. Beginnt dein Baby sich anzuspannen und zu schreien, erschwert sich das Anlegen und dein Baby ist schneller erschöpft.

Die Kunst des Stillens – eine gemeinsame Reise des Lernens

Sowohl du als auch dein Baby müssen nach der Geburt den Stillprozess erst lernen. Zu Beginn wird es dich viel Zeit und Anstrengung kosten, aber es wird von Woche zu Woche leichter. Ist dein Baby etwas älter und stillerfahrener, kann es in vielen Stillpositionen problemlos andocken. Es ist wichtig, dass du dein Baby optimal anlegst, um schmerzende, wunde Brustwarzen vorzubeugen. Beim richtigen Anlegen geht es vor allem darum, dass dein Baby mit dem Mund die ganze Brustwarze und möglichst viel Warzenhof- und Brustgewebe erfasst. Je tiefer die Brustwarze im Mund liegt, desto besser.

Zeigt dein Baby frühe Stillzeichen, positioniere dich und dein Baby gut und achte auf folgendes:

» Kopf, Rumpf und Becken deines Babys liegen auf gleicher Höhe und ergeben eine Linie.
» Dein Baby liegt mit seinem Bauch an deinem Bauch.
» Die Ärmchen deines Babys liegen auf beiden Seiten hoch gewinkelt.
» Du sitzt gepolstert und gut gestützt.
» Dein Baby liegt gut gestützt auf einem Kissen.
» Die Nase deines Babys liegt auf Höhe der Brustwarze.
» Seid ihr beide in guter Position, wird dein Baby seinen

Suchreflex zeigen und seinen Kopf leicht in den Nacken legen. Ist der Mund weit geöffnet, ziehe dein Baby sanft zu dir. Achte immer darauf, dass dein Baby zu dir kommt und nicht deine Brust zum Baby. Überprüfe, ob dein Baby optimal angelegt ist:

» Dein Baby hat nicht nur die Brustwarze, sondern auch Warzenhof und Brustgewebe im Mund.
» Die Lippen sind ausgestülpt.
» Die Nase berührt oberflächlich die Brust.
» Das Kinn und die Unterlippe stützen sich auf der Brust.
» Die Wangen ergeben beim Saugen keine Grübchen.
» Du verspürst keinen Schmerz.
» Dein Baby macht keine schnalzenden Geräusche, sondern du hörst es nur sanft schlucken.
» Du siehst Kieferbewegungen bis zu den Ohren.

Dein Baby saugt zu Beginn der Stillmahlzeit etwa zweimal pro Sekunde, um den Milchspendereflex auszulösen. Dabei fließt noch keine Milch. Sobald die Milch das Fließen anfängt, wechselt es zu einmal pro Sekunde und macht regelmäßige Pausen. Die Dauer der Stillmahlzeit entscheidet dein Baby. Gestalte dir die Stillmahlzeiten schön und lies ein Buch oder höre einen Podcast. Gegen Ende der Stillmahlzeit schluckt dein Baby seltener, die Pausen werden länger, die Äuglein schließen sich, die Fäustchen öffnen sich, es zeigt weniger Aktivität und entspannt sich. Schläft es satt an der Brust ein, dockt es sich von selbst ab. Wünschst du ein Abdocken, löse das Vakuum, indem du mit deinem kleinen Finger in den Mundwinkel gehst und den Unterdruck löst.

Clusterfeeding – wenn das Stillen nach der Geburt dein zweiter Marathon wird

Wenn dein Baby plötzlich jede Stunde oder gar halbstündlich trinken möchte, spricht man von Clusterfeeding. Übersetzt heißt Clusterfeeding Mahlzeit-Häufung. Ein anderer schöner Begriff ist auch Lagerfeuer-Stillen, da das vermehrte Einfordern der Brust vor allem in den frühen Abendstunden auftritt. Dein Kind sichert sich mit dem Clusterfeeding die Milchproduktion für den nächsten Tag, da das milchbildende Hormon Prolaktin erst nach 8–16 Stunden seine volle Wirkung auf die Zellen und die Milchbildung entwickelt. Das Gute am Clustern ist, dass dein Baby sich ganz viel fettreiche Hintermilch sichert und irgendwann in einen längeren Schlaf fällt. Sei nicht verunsichert, wenn deine Brüste sich leer anfühlen und dein Baby sich nur mit deiner Brust beruhigen lässt – du hast ausreichend Milch und das Clustern ist völlig normal.

Die optimale Ernährung während des Stillens

Um einen Liter Muttermilch zu bilden, benötigt dein Körper ungefähr 940 kcal. Da jedoch dein Stoffwechsel besonders effizient arbeitet, kann ein Teil dieses Mehrbedarfs durch die Stoffwechselveränderungen und durch die während der Schwangerschaft angelegten Polster abgedeckt werden. Daher brauchst du nur circa 500 kcal an zusätzlicher Energiezufuhr mehr. Eine Diät ist nicht empfohlen, da eine größere Gewichtsabnahme zu fettlöslichen Schadstoffen führt und diese in die Milchmenge übergehen. Durch das Stillen besteht auch ein Mehrbedarf an Flüssigkeit. Trinkt dein Baby am Tag 800 ml Muttermilch, musst du diese zusätzliche Flüssigkeit durch deinen Trinkbedarf decken. Die grundlegende Zusammensetzung der Muttermilch ist unabhängig von deiner Ernährung. Trinkst, oder isst du zu wenig, wird deine Muttermilch nach und nach abnehmen.

Verursacht Kohl Koliken?

Sorgen bestimmte Lebensmittel für Koliken? Darfst du Zitrusfrüchte essen oder bescheren sie deinem Baby einen wunden Po? Du darfst in der Stillzeit genießen, was dir schmeckt. Geschmack- und Eiweißstoffe gehen in die Muttermilch über und können eine Überempfindlichkeitsreaktion auslösen wie Koliken, Blutspuren im Stuhl, Durchfall und Hautausschläge. Diese Überempfindlichkeit zeigt sich aber sehr selten und betrifft häufig das Kuhmilchprotein, Ei, Mais, Soja, Fisch, Nüsse und Erdbeeren. Verdächtigst du eine allergische Reaktion, gehe mit deinem Baby zum Kinderarzt. Für blähende Lebensmittel oder säurehaltige Lebensmittel, die zu einem wunden Po führen, gibt es bislang keine wissenschaftlichen Beweise. Genussmittel wie Koffein und Alkohol sollten bestenfalls nur in geringen Mengen konsumiert werden, da auch hiervon minimal etwas in die Muttermilch übergeht. Trinke nicht mehr als 200 mg Koffein und maximal ein Glas Alkohol. Trinke Genussmittel direkt nach dem Stillen, damit der Körper schon wieder etwas abbauen kann, bis du das nächste Mal stillst. Studien zeigen bisher keine Nebenwirkungen beim Kind, aber keine Wirkung ohne Nebenwirkung.

Die Power der Nährstoffe in der Stillzeit

Auch in der Stillzeit gibt es einen Mehrbedarf an Jod, Folat, Eisen, Vitamin B2, Vitamin B6, Vitamin A, Vitamin B12, Zink und Selen. Vor allem der Bedarf an Vitamin A steigt um 86 % in der Stillzeit, da es besonders für die Entwicklung des Lungengewebes zuständig ist. Der Bedarf an Vitamin D und DHA steigt nicht, jedoch ist eine ausreichende Versorgung wichtig. Hier ist nach der Geburt eine Nährstoffkontrolle bei deinem Haus- oder Frauenarzt sinnvoll, um gezielt die Ernährung anzupassen und eventuell zusätzlich Nährstoffe zu supplementieren. Achte auf eine kalzium- und eisenreiche Ernährung. Isst du vielfältig und ausgewogen, nimmst du die meisten Mineralstoffe in ausreichender Menge zu dir. Bevorzuge Obst, Gemüse sowie Vollwertkost wie Haferflocken, braunen Reis, Getreide und Vollkornbrot. Auch Kartoffeln, Vollkornnudeln und Couscous können dir viel Energie schenken. Jod, Folsäure sowie DHA und eventuell Vitamin D sollten in der Stillzeit zusätzlich supplementiert werden, um deinem Kind eine gute Nährstoffversorgung bieten zu können.

STILLPOSITIONEN

Stillpositionen spielen eine entscheidende Rolle für den Erfolg des Stillens und das Wohlbefinden von dir und deinem Baby.

Intuitives Stillen in Rückenlage

Das Stillen in zurückgelehnter Haltung ist die natürlichste Position, die du und dein Baby einnehmen könnt.

Bei dieser Position lehnst du dich zurück und dein Baby liegt auf dir, mit der Nase auf Höhe der Brustwarze. Das intuitive Stillen hat wahnsinnig viele Vorteile und sollte versucht werden, wenn es Stillschwierigkeiten gibt. Dein Baby kann in dieser Position die Brustwarze besser fassen und das Vakuum besser halten. Rutscht dein Baby also oft von der Brustwarze ab, versuche es in dieser Position. Erfasst dein Baby gerne nur die Warze, stille intuitiv.

Verschluckt sich dein Baby oft, hast du wahrscheinlich einen starken Milchspendereflex oder sehr viel Milch. Auch hier: Stille unbedingt intuitiv. Dein Baby kann in dieser Position die Milchmenge besser regulieren, da es gegen die Schwerkraft trinken muss.

Die Wiegehaltung

Die Wiegehaltung ist die klassische Haltung, die wir uns vorstellen, wenn wir ans Stillen denken. Du sitzt dabei aufrecht und dein Baby liegt auf seiner Seite vor dir.

Nutze Kissen oder ein Stillkissen, um dein Baby gut vor dir zu lagern, damit du deinen Rücken und deine Schultern nicht belastest.

Wichtig ist, dass die Nase deines Babys auf Höhe der Brustwarze liegt. Achte auch darauf, dass der Bauch deines Babys deinem Bauch zugewandt ist und seine Schulter, der Rumpf und das Becken eine Linie ergeben.

Stillen in der Seitenlage

Die Seitenlage ist fantastisch für die nächtlichen Stillmahlzeiten. Dein Baby liegt eng an dir, kann deine Nähe genießen, und du kannst deine Augen nebenbei schließen. Wichtig ist am Anfang, dass du trotz Müdigkeit kontrollierst, ob dein Neugeborenes richtig angelegt ist, sonst kann es zu wunden Brustwarzen kommen.

Du liegst bei dieser Stillposition auf deiner Seite und dein Baby liegt vor dir auf seiner Seite. Die Nasenspitze deines Babys liegt auf Höhe deiner Brustwarze und du führst dein Baby zur Brust, wenn es den Mund weit aufmacht. Nutze nachts am besten ein sanftes dimmbares Still-Licht. Achte darauf, dass du bei dieser Stillposition Bauch an Bauch mit deinem Baby liegst und es von hinten gut stützt, am besten mit einem Stillkissen.

Stillen im Football-Griff

Die Rückenhaltung beziehungsweise Footballhaltung ist eine sehr schöne Möglichkeit, das Baby im Sitzen zu stillen. Auch für Zwillinge eignet sich diese Position hervorragend. Hast du noch ein Kind, kannst du dein Baby rechts stillen, und dein anders Kind links im Arm kuscheln.

Bei dieser Position sitzt du aufrecht und dein Baby liegt auf seiner Seite, um dich herum gelegt. Nutze Kissen oder ein Stillkissen, um dein Baby zu lagern, damit du deinen Rücken und deine Schultern nicht belastest.

STILLSCHWIERIGKEITEN

Nicht immer läuft das Stillen einwandfrei. Die Brust ist ein feinfühliges Organ und muss sich so, wie du und dein Neugeborenes, erst auf die neue Situation einstellen.

Schmerzen beim Stillen

Es gibt viele Gründe, was Schmerzen beim Stillen verursachen kann. Hole dir Hilfe deiner Hebamme oder einer Stillberaterin, damit du so schnell wie möglich schmerzfrei stillen kannst. Die häufigste Ursache für schmerzendes Stillen ist das inkorrekte Anlegen. Auch ein Milchstau oder eine akute oder subakute Brustentzündung können der Grund sein. Eine Pilzinfektion, ein Vasospasmus, eine wunde oder gereizte Brustwarze und das sogenannte *»Mammary Constriction Syndrom«* können ebenfalls Schmerzen verursachen.

Wunde Brustwarzen

Zu Beginn sind deine Brustwarzen noch nicht an die Belastung des Stillens gewöhnt und du verspürst zu Beginn der Stillmahlzeit einen kleinen Zug beim Ansaugen, das ist normal. Werden die Brustwarzen aber von Mahlzeit zu Mahlzeit gereizter, rot oder sogar wund, überprüfe das Anlegen. Meist werden die Brustwarzen wund, wenn das Baby zu wenig Brustgewebe fasst und nur an der Warze saugt. Liegt dein Baby aber sehr gut an, kontaktiere einen Kinderosteopathen. Ein *»Kiss-Syndrom«* oder eine Verspannung im Mund-Kiefer-Bereich können deinem Baby das Erfassen der Brust erschweren. Auch ein verkürztes Zungenbändchen sollte durch deine Hebamme oder durch eine Stillberaterin ausgeschlossen werden. Zur Wundheilung gibt es mehrere Möglichkeiten. Creme 2- bis 3-mal täglich Lanolin, gönne den Brustwarzen BH-Freiheit und lass sie öfter an der frischen Luft. Auch Rotlicht oder eine Laser-Therapie können die Heilung anregen und fördern. Manche schwören auf Silberhütchen, andere auf kalte Wundkompressen. Achte auf eine gute Hygiene und wechsle die Stilleinlagen regelmäßig, denn Bakterien können zu einer Brustentzündung führen.

Die Brustentzündung

Eine Brustentzündung, auch Mastitis genannt, kann infektionsbedingt durch Eintritt von Keimen in die Brust oder stauungsbedingt durch einen Milchstau entstehen. Es gibt leider zwei Versionen von einer Brustentzündung – die akute, klassische Mastitis und die subakute Mastitis. Bei einer akuten Mastitis fühlst du dich schlecht. Du hast grippeähnliche Symptome, starke Schmerzen und eine geschwollene, harte, rote Brust.

Bei der zweiten Variante, der subakuten Mastitis hast du all diese Symptome nicht, aber ein Brennen oder Stechen in der Brust, was teilweise in die Achselhöhle und in den Rücken ausstrahlt. Hier sind andere Bakterien im Spiel, die keine Entzündungszeichen hervorrufen. Aber Brennen und Stechen heißt leider nicht gleich subakute Mastitis, es kann auch ein Vasospasmus oder ein vorliegender Pilz sein.

Kontaktiere deine Hebamme, eine Stillberaterin oder deine Frauenärztin oder deinen Frauenarzt umgehend bei Verdacht. Um eine Brustentzündung zu verhindern, achte auf einen sehr gute Handhygiene und ein sauberes und trockenes Milieu in deinem BH mit zum Beispiel einem häufigen Stilleinlagenwechsel. Behandelt wird eine Mastitis mit häufig und adäquaten Anlegen, Probiotika, Schmerzmitteln und im Notfall mit Antibiotikum. Aber keine Angst, trotz Antibiotikum und Schmerzmittel darfst du weiterhin stillen.

Der Milchstau

Bei einem Milchstau verspürst du eine schmerzhafte, harte Stelle an der Brust. Sie kann klein sein, sich aber auch über eine größere Fläche ziehen. Nach dem Stillen bleibt sie hart und ein fortschreitender Milchstau zeigt sich mit harten Knötchen. Die Stelle kann sich auch röten. Schüttelfrost und Fieber hast du hierbei aber nicht. Um den Milchstau zu lösen, lege dein Baby in einer sicheren und bequemen Position sowie häufig an der betroffenen Brust an. Am besten alle 1–3 Stunden. Kühle die betroffene Stelle nach dem Stillen, achte aber darauf, dass du keine Erfrierung erleidest und du die Brustwarze aussparst. Vielleicht hörst du von anderen Müttern, dass du die betroffene Stelle massieren sollst. Davon rät man eher ab, da das Risiko für einen Abszess steigt, da man tendenziell zu fest massiert. Alternativ kannst du eine vibrierende Zahnbürste oder einen Vibrator während des Stillens auf die betroffene Stelle auflegen. Auch ein zusätzliches Abpumpen ist kontraproduktiv, da es nur noch die Milchbildung erhöht.

Zu wenig Milch

Die Milchbildung ist ein hochkomplexer Prozess und kann vorübergehend zu einer Diskrepanz zwischen der aktuellen Milchbildung und dem Bedarf deines Babys führen. Nimmt dein Baby unzureichend zu, lege dein Baby öfter und nach Bedarf an. Nur mit häufigem Stillen kann ausreichend Milch gebildet werden, da die Brust nach dem Prinzip *»Nachfrage regelt das Angebot«* arbeitet. Kuschel viel mit deinem Baby nackt, um die natürlichen Reflexe zu fördern und lege dein Baby bei jedem Stillanzeichen an. Zusätzlich kannst du noch zwischen den Stillmahlzeiten abpumpen, um der Brust mehr Nachfrage zu bieten. Achte auch auf eine ausreichende Entleerung. Ist die Brust nach der Stillmahlzeit noch gut gefüllt, pumpe sie leer. Das beschleunigt kurzfristig die Milchbildung und vermehrt langfristig das Brustdrüsengewebe. Auch das häufige Wechseln zwischen den Brüsten regt deine Mich an. Produzierst du trotz der Maßnahmen nicht mehr Milch, können auch Gründe wie Plazentareste, eine Blutarmut, eine Unterfunktion der Schilddrüse, Stress sowie eine Unter- wie Fehlernährung vorliegen. Nur ganz selten ist zu wenig Milchdrüsengewebe vorhanden, also habe Vertrauen in den natürlichen Stillprozess, in deinen Körper und in dein Kind. Konsultiere frühzeitig deine Hebamme oder eine Stillberaterin, um den Grund gemeinsam zu identifizieren und entgegenzuwirken.

Zu viel Milch

Es gibt viele Gründe, warum du mehr Milch produzierst, als dein Kind trinken kann. Im Laufe der ersten Wochen und Monate stellt sich die Milchbildung auf die individuellen Bedürfnisse deines Babys ein. Ein fehlgeleitetes Still- und Pumpmanagement, bestimmte Medikamente und auch eine Veranlagung können Gründe für eine Überproduktion sein. Dein Baby kann bei vollen Brüsten schlecht andocken, verliert das Vakuum immer wieder, verschluckt sich häufig und zeigt Unruhe beim Stillen. Häufig zeigt sich auch grüner, schaumiger Stuhl beim Baby. Das kommt daher, dass das Baby nur die gesammelte laktosereiche Vordermilch trinkt und nicht an die fett- und kalorienreiche Hintermilch kommt. Eine Laktose-Überladung kann auch zu einem Blähbauch führen.

Zur Therapie empfiehlt es sich, zusätzliches Pumpen und Ausstreichen allmählich und langsam einzustellen. Spannt deine Brust sehr und bereitet dir Schmerzen, streiche nur so lange Milch aus, bis das Spannungsgefühl erträglich ist. Volle Brüste bilden langsamer Milch als stärker entleerte Brüste. Bleibt die Brust regelmäßig prall, verringert sich mit der Zeit das aktive Brustdrüsengewebe und die Milchbildung wird heruntergefahren. Biete deinem Baby auch nur eine Seite pro Stillmahlzeit an, damit die Brust zum einen weniger angeregt wird und zum anderen dein Baby an die wertvolle Hintermilch kommt. Kühle deine Brust direkt nach dem Stillen mit im Kühlschrank gelagerten ausgerollten Kohlblättern und stille dein Baby *»intuitiv«*, damit es sich an der schnell fließenden Milch nicht verschluckt.

Das trinkschwache Baby

Nach der Geburt sind viele Neugeborene sowie ihre Mütter erschöpft. Sie trinken nur kurz oder gar nicht an der Brust. Eine Gelbsucht oder eine Frühgeburt kann ebenfalls für Müdigkeit und Trinkschwäche sorgen. In diesen Fällen ist es wichtig, zum einen deine Milchbildung anzuregen und zum anderen deinem Baby Muttermilch zukommen zu lassen. Pumpe alle 2–3 Stunden etwas Muttermilch ab und füttere dein Baby stillfreundlich, also mit einem Löffel oder einem Becher. Bekommt dein Baby eine Babyflasche, besteht die Gefahr, dass es nicht mehr an die Brust möchte, da es den leichten Milchfluss der Flasche bevorzugt. Braucht dein Baby zusätzlich Nahrung, füttere sie über ein Brusternährungsset.

Hilfe, mein Baby schreit die Brust an

Der Stillstreik, auch Brustschimpfphase genannt, tritt meist um den dritten bis vierten Lebensmonat auf. Dein Baby schreit grundlos deine Brust an, lässt sich schwer oder gar nicht anlegen, überstreckt sich und streikt. Meistens zeigt dein Baby das Verhalten vor allem tagsüber, nachts funktioniert das Stillen meist problemlos. Hier ist der häufigste Grund der Entwicklungsstand deines Babys. Es beginnt, seine Umwelt wahrzunehmen und ist von äußeren Reizen abgelenkt oder sogar gestresst. Ziehe dich mit deinem Baby tagsüber in einen ruhigen, dunkleren Raum zurück. Du machst absolut nichts falsch, liebe Mama, der reine Stillstreik ist meist genauso schnell vorüber, wie er begonnen hat. Bleibe einfach geduldig, biete deinem Baby immer wieder die Brust an und stille es bei Bedarf nachts öfter. Ein Greifen zur Flasche ist nicht notwendig. Aber auch ein sehr starker Milchfluss, ein verzögerter Milchspendereflex, ein veränderter Körpergeruch der Mama, ein veränderter Milchgeschmack und Zahnungsschmerzen können dazu führen, dass dein Baby mit deiner Brust schimpft. Deine Hebamme oder eine Stillberaterin können dich hier bestens beraten.

STILLHILFSMITTEL

Wenn das Stillen zur Herausforderung wird, können Stillhilfsmittel wertvolle Unterstützung bieten. Deine Hebamme oder Stillberaterin steht dir zur Seite, um dich durch diese Phase zu begleiten und gemeinsam mit dir das passende Hilfsmittel zu finden.

Das Stillhütchen

Ein Stillhütchen ist ein kleines, meist aus Silikon oder Latex gefertigtes Hilfsmittel, das über die Brustwarze der Mutter gelegt wird, um das Stillen zu erleichtern. Es ist aber leider Fluch und Segen zugleich. Bei wunden Brustwarzen kann das Stillhütchen die Wundheilung unterstützen.

Kann dein Baby deine Brust nicht richtig fassen, kann das Stillhütchen für ein positives Stillerlebnis bei erfolglosen Anlegeversuchen sorgen. Leider ist durch das Hütchen der Hautkontakt vermindert, dein Baby erreicht weniger Milch und muss sich mehr anstrengen. Da der Austausch zwischen der Brust und dem kindlichen Speichel fehlt, wird die Milchbildung nicht so gut angeregt, wie ohne Hütchen.

Es besteht leider auch die Gefahr, dass dein Baby ohne Hütchen nicht mehr an die Brust möchte und das korrekte Saugen verlernt. Auch der Milchspendereflex wird deutlich später ausgelöst, was zur Frustration bei deinem Baby führen kann. Viele empfehlen Stillhütchen bei Flach- oder Hohlwarzen, das ist aber nicht nötig, da dein Kind nicht an der Brustwarze sondern am Warzenhof saugen soll.

Das Brusternährungsset

Ein Brusternährungsset ist ein Set bestehend aus einer Flasche, die mit einem Schlauch verbunden ist. Die Flasche wird gefüllt mit Mutter- oder Pre-Milch, der Schlauch kommt mit der Brust in den Mund deines Babys. So bekommt ein müdes und kraftloses Kind mit jedem Zug an der Brust die doppelte Menge Milch. Wenn dein Baby zusätzlich zur Muttermilch noch mehr Nahrung benötigt, weil deine Milchproduktion derzeit gering ist, kannst du zufüttern, ohne dabei eine Flasche zu verwenden. Zudem wird durch das längere Saugen an der Brust die Milchbildung angeregt.

DIE MILCHPUMPE

Wenn du von deinem Baby getrennt bist, deine Milchproduktion anregen möchtest oder dein Baby unzureichend an der Brust trinkt, kann eine Milchpumpe eine wertvolle Unterstützung bieten.

Abpumpen leicht gemacht

Das Abpumpen ist keine große Kunst. Es ist möglich mit einer elektrischen, aber auch mit einer Handmilchpumpe zu pumpen. Suche dir einen ruhigen und entspannten Ort zum Abpumpen, da Stress und Ablenkungen die Milchproduktion beeinflussen können. Am besten liegt dein wundervolles Baby neben dir, dann fließt die Milch besser. Pumpe entweder direkt nach dem Stillen oder zwischen den Mahlzeiten ab. Massiere deine Brüste sanft, bevor du mit dem Abpumpen beginnst, um den Milchfluss zu fördern. Ein warmes Tuch oder eine warme Dusche vor dem Abpumpen kann die Milch ebenfalls besser fließen lassen.

Sei geduldig, das Abpumpen kann möglicherweise einige Zeit dauern.

Partnerschaftliches Teilen beim Füttern?

Häufig pumpen Frauen ab, damit der Partner oder die Partnerin *»auch mal füttern«* können. Das Abpumpen, obwohl es nicht nötig ist, hat einige Nachteile. Durch den fehlenden Austausch zwischen dem kindlichen Speichel und deiner Brust wird nicht die, auf dein Kind abgestimmte, perfekte Muttermilch produziert. Dein Körper hat die wundervolle Gabe, die Muttermilch von Stillmahlzeit zu Stillmahlzeit individuell auf die Bedürfnisse deines Babys anzupassen. Auch zu einem Ungleichgewicht der Milchbildung kann es kommen. Der leichte Milchfluss aus einer Flasche ist ebenfalls attraktiver für ein Baby und nicht wenige stillen sich dadurch ab, denn das Trinken aus der Brust ist um einiges anstrengender. Dein Partner oder deine Partnerin sind genauso ein wichtiger Teil der Familie, auch wenn sie das Füttern nicht übernehmen. Wickeln, Tragen, Kuscheln und Spazieren gehen sind genauso bedeutend und können dir als Mutter Raum für Entspannung schenken.

Hilfe, mein Baby nimmt keine Flasche

Ein vollgestilltes Baby verweigert häufig einen aus Plastik bestehenden Sauger. Denn ein Baby genießt nicht nur die gute Muttermilch an deiner Brust, sondern auch deine Wärme, deine Nähe, deine schützenden Arme und deinen Geruch. Muss dein Baby dennoch mit einer Flasche gefüttert werden, weil eine räumliche Trennung bevorsteht, nutze stillfreundliche Zufütterungsmethoden wie einen Becher oder einen Finger-Feeder.

Muttermilch sorgfältig aufbewahrt

Verwende für das Aufbewahren deiner abgepumpten wertvollen Muttermilch saubere Behälter. Beschrifte sie mit Datum, um die Frische zu verfolgen. Im Kühlschrank kannst du die Milch drei Tage bei etwa 4 °C lagern. Im Gefrierschrank hält sie bei –18 °C sechs Monate. Möchtest du die Milch auftauen, stelle sie über Nacht in den Kühlschrank und wärme sie anschließend in einem lauwarmen Wasserbad sanft auf.

ABSTILLEN – DAS ENDE DER STILLZEIT

Das Stillen ist sowohl für dein Baby als auch für dich äußerst gesund. Dennoch liegt es bei euch beiden, jederzeit zu entscheiden, wann ihr damit aufhören möchtet.

Schritt für Schritt zu einem glücklichen Ende

Möchtest du abstillen, bevor dein Baby mit am Familientisch vollwertige Mahlzeiten isst, beginne Stillmahlzeit für Stillmahlzeit mit einer Flasche zu ersetzen. Starte erstmal mit einer Mahlzeit und achte auf deine Brust. Schmerzt sie nicht, kannst du am nächsten Tag die nächste Mahlzeit ersetzen. Somit dauert es in der Regel vier Wochen, bis das Abstillen sanft passiert ist. Stillst du bis zum Beikost-Start, stillen sich die Kinder tagsüber meist selbst ab, sobald sie mehr und mehr Beikost essen.

Noch ein kleiner Tipp: Ein Abstillen fördert nicht das Ein- und Durchschlafen deines Babys! Nutze lieber den Luxus, nachts nicht aufstehen zu müssen und höre auf dein Bauchgefühl.

NEUGEBORENES

EIN SÄUGLING IST EIN TRAGLING

Oft wirst du hören: *»Trage dein Baby nicht so viel, sonst verwöhnst du es!«* Ist das so?

Schauen wir uns mal die natürlichen Prozesse an. Der Urinstinkt deines Babys sagt: Wenn ich nicht am Mutter- oder Vatertier bin, erfriere und verhungere ich und werde vielleicht sogar gefressen. Dein Säugling weiß: Nur durch die Wärme, den Schutz und die Nahrung von Mama und Papa überlebe ich. Hier arbeiten nicht nur die Instinkte, sondern dein Baby ist auch völlig überwältigt von seiner neuen Umgebung. Über 260 Tage war es in einer geschützten Höhle mit den immer gleichen Geräuschen, Kontrasten, Temperaturen und schwerelos schwimmend.

Und nun ist alles anders!? Es ist kalt, es sieht Dinge, die es nicht zuordnen kann. Plötzlich sind da Unmengen an neuen Gerüchen und Geräuschen. Das rhythmische Klopfen von Mamas Herzen ist weg und auch das beruhigende Rauschen der Blutgefäße gibt es nicht mehr. Dein Kind wird sich irgendwann ablegen lassen, aber das braucht Zeit. Solange solltest du es eng am Körper tragen, denn das vermittelt deinem Baby alles, was es braucht: Nähe, Liebe und Sicherheit.

Bonding – Das Kuscheln für Körper und Seele

Das sogenannte Bonding oder Känguruhen beschreibt den direkten Haut-zu-Haut-Kontakt mit deinem Baby. Das Bonding fördert die Anpassung deines Babys außerhalb des Mutterleibs. Das heißt, nur durch das Kuscheln auf deiner Haut passen sich die Körpertemperatur, der Blutzuckerspiegel, die Atmung und der Herzschlag deines Babys an. Und nicht nur das! Es fördert die Milchbildung, da du beim Hautkontakt wichtige Hormone ausschüttest. Diese Hormonausschüttung fördert auch die Mutter-Kind-Bindung. Dein Baby ist ebenfalls weniger gestresst, schreit kaum und schläft besser. Gesundheitliche Vorteile hat der Hautkontakt auch noch: Bakterien deiner gesunden Hautflora besiedeln die Haut deines Babys und schützen so vor krankheitserregenden Keimen. Ein Bonding-Top oder Tragetuch können dich im intensiven Känguruhen gut unterstützen.

Tuch oder Trage?

Es gibt für dein Baby keinen schöneren Ort, als deine Brust. Es spürt deine Körperwärme und hört dein Herz schlagen, es bekommt sofort das Sicherheitsgefühl wie im Bauch zurück. Ein Tuch oder eine Babytrage ermöglichen dir freie Hände und du kannst Aufgaben erledigen, während du dein Baby beruhigst und tröstest. Ob du lieber ein Tuch oder eine Trage nutzt, hängt von deiner persönlichen Vorliebe ab. Ein Tuch ist von Tag eins einsatzbereit, eine Trage meist erst ab 3,5 kg Körpergewicht. Das Anlegen eines Tuchs erfordert Übung, aber die Technik hast du schnell erlernt. Ein Tuch passt sich perfekt an die Körperform deines Babys an und wächst mit. Eine Trage ist meist bei längeren Tragezeiten bequemer, aber weniger anpassungsfähig auf die Körperform und verschiedene Tragepositionen. Bei Unsicherheiten kann dir deine Hebamme oder eine Trageberatung helfen.

DIE ERSTE ZEIT MIT DEINEM BABY

Die erste Zeit mit deinem Baby nach der Geburt ist eine Zeit voller Emotionen, Herausforderungen und wertvoller Momente. Es ist eine Zeit der Anpassung, des Kennenlernens und des Wachsens als Familie. In diesen ersten Tagen und Wochen wirst du eine unglaubliche Bindung zu deinem Neugeborenen aufbauen, während du dich gleichzeitig mit den Bedürfnissen deines Babys vertraut machst. Es ist normal, dass du dich überwältigt fühlst und vielleicht sogar unsicher bist. Es gibt kein Handbuch für die Elternschaft. Jeder Tag bringt neue Erfahrungen und Erkenntnisse mit sich.

Sicherer Babyschlaf durch Co-Sleeping

Wird dein Baby müde, wird das sogenannte Bindungssystem aktiviert: Dein Baby verspürt das Bedürfnis nach Nähe und sucht deinen Kontakt, denn du bedeutest ihm Sicherheit. Durch deinen direkten Körperkontakt und dein Atemgeräusch schläft dein Baby ruhiger, wird seltener wach und schläft schneller wieder ein. Deine Nähe unterstützt sehr wichtige Körperfunktionen deines Babys. Ein stabilerer Herzschlag und Atemrhythmus sowie eine automatische Wärmeregulation sind die Folge. Lange war die Empfehlung, das Kind in ein eigenes Bett im Schlafzimmer der Eltern zu legen, nun entdecken wir langsam das Co-Sleeping. Co-Sleeping bedeutet, dass das Baby im Familienbett oder im Beistellbett schläft. Lange wurde vom Familienbett abgeraten, da es das Risiko für den plötzlichen Kindstod erhöhe. Der plötzliche Kindstod

(SIDS) kann vor allem in den ersten Lebensmonaten auftreten und die Ursache ist leider bis heute nicht bekannt. Es wird angenommen, dass Säuglinge durch ungünstige Einflüsse in ihrer Schlafumgebung ihre Atmung nicht mehr ausreichend regulieren können. Mittlerweile ist wissenschaftlich belegt, dass das Schlafen im Familienbett die Sicherheit des Kindes begünstigt.

Damit es sicher ist, muss folgendes beachtet werden: Medikamenten-, Nikotin-, Alkohol- und Drogenkonsum sind strengstens verboten. Das Bett sollte mindestens 1,80 m breit sein und die Matratze hart, damit dein Baby nicht einsinken kann. Dein Baby liegt in Rückenlage, ohne Decke und Kissen in einem Schlafsack. Achte auf atmungsaktive Kleidung, um eine Überhitzung zu vermeiden. Die Raumtemperatur liegt optimal zwischen 16 und 18 Grad. Auch Kuscheltiere und ein Nestchen sollte nicht im Bett liegen. Bestenfalls liegt das Baby auf der Außenseite der Mutter und das Bett hat einen Rausfallschutz. Co-Sleeping fördert auch die Stillbeziehung, was großartig ist, denn Stillen reduziert ebenfalls das Risiko des plötzlichen Kindstodes.

Hast du Angst, dass dein Baby immer bei dir schlafen möchte, ist das unbegründet. Dein Baby tankt ausreichend (Ur-)Vertrauen durch eure Wärme, Geborgenheit, Schutz und Liebe und wechselt selbstständig in ein eigenes Bett, wenn es dazu bereit ist.

Die Gewichtsentwicklung deines Babys

Nach der Geburt nimmt dein Baby erstmal ab, meist 7–10 %. Spätestens am 5. Tag beginnt die Gewichtszunahme wieder und zwischen dem zehnten und vierzehnten Tag erreicht dein Baby sein Geburtsgewicht. In den ersten acht Wochen nimmt dein Baby in der Regel 150–300 g pro Woche zu. Im dritten und vierten Monat 110–330 g, im fünften und sechsten Monat 70–140 g und vom 7. bis 12. Monat 40–110 g pro Woche. Hast du eine Hebamme, wird sie das Gewicht deines Babys regelmäßig kontrollieren. Auch bei den kinderärztlichen Früherkennungsuntersuchungen wird dein Baby regelmäßig gewogen.

Von der Sonne geküsst – die Neugeborenen-Gelbsucht

Nach der Geburt hat dein Neugeborenes eine Überzahl an roten Blutkörperchen, die nicht mehr gebraucht werden und über die Milz abgebaut werden müssen. Dabei entsteht der gelblich-braune Gallenfarbstoff Bilirubin.

Das wasserunlösliche Bilirubin wird zur Leber transportiert, wo es zum Teil in den Zellen verstoffwechselt, und zum Teil in eine wasserlösliche und damit ausscheidbare Form umgewandelt wird.

Da das Neugeborene aber noch eine unreife Leber hat, ist es nicht in der Lage, eine große Menge an Bilirubin sofort zu verarbeiten. Daher wird der gelb-bräunliche Stoff vorübergehend in der Haut und in den Augäpfeln abgelagert, was meist harmlos ist. Fast 60 % aller Säuglinge entwickeln wenige

Tage nach der Geburt eine Neugeborenen-Gelbsucht, die meist nach 14 Tagen wieder vorüber ist. Gestillte Kinder sind tendenziell gelber, hier spricht man von einem physiologischen Stillikterus. Steigt der Bilirubinwert im Blut stark an, kann das Bilirubin die Blut-Hirn-Schranke passieren und zu irreversiblen Hirnschäden führen, diese Erkrankung nennt sich Kernikterus. Er zeigt sich in Müdigkeit, stark gelb verfärbter Haut, Trinkschwäche und Apathie. Deine Hebamme wird die Haut deines Babys die ersten Wochen im Auge behalten. Hast du keine Hebamme und der Zustand deines Babys verändert sich, lass den Gelbsuchtwert lieber einmal zu viel als zu wenig bei deiner Kinderärztin oder deinem Kinderarzt kontrollieren.

WRAP IT RIGHT FÜR STRAHLENDE WINDEL-MOMENTE

Ob du mit Stoffwindeln oder Wegwerfwindeln wickelst, ist abhängig von deinen Vorlieben. Wickel dein Baby alle drei bis vier Stunden oder früher, wenn du hörst, dass es Stuhl abgesetzt hat. Zeigt der Babypopo keine Reizungen und Rötungen, braucht es auch keine Creme oder Ähnliches. Säubere am besten den Po mit reinem lauwarmem Wasser und lass den Intimbereich an der frischen Luft trocknen, bevor du die Windel wieder verschließt, damit es in der Windel so wenig feucht wie möglich ist.

Setze dich auch gerne mit den Themen »*Windelfrei*« und »*Abhalten*« auseinander. Sie können das Vertrauen deines Kindes in seine eigenen Körperfunktionen fördern.

Das Windelabenteuer – Von pechschwarz zu senfbraun

Zu Beginn ist der Stuhl deines Babys pechschwarz. Das sogenannte Kindspech heißt in der Fachsprache Mekonium und besteht vor allem aus eingedickter Galle, Haaren, Hautzellen und Fruchtwasser.

Kolostrum lässt den Stuhl deines Babys braun-grün werden und die zunehmende Milchmenge steigert auch die Anzahl der vollen Windeln.

Ab Tag vier bis sieben scheidet dann dein Baby senfbraun bis hellgelben weich-wässrigen Stuhl aus, der Muttermilchstuhl.

Die ersten Wochen setzt dein Baby sehr viele kleine Mengen Stuhl ab, vor allem beim Stillen.

Ab der vierten Woche nimmt die Häufigkeit der Stuhlgänge ab und dein Baby kann weiterhin dreimal am Tag, aber auch nur alle 14 Tage Muttermilchstuhl ausscheiden.

Die Farbe des Stuhls kann immer wieder variieren. Gelber Stuhl wird nach längerer Zeit grün. Auch viel grünes Gemüse, rote Beete und Eisen können die Stuhlfarbe verändern. Bekommt dein Baby industriell hergestellte Milch, sollte es spätestens alle zwei bis vier Tage grünen oder gelben Stuhlgang haben.

Babys erster Urin

Die ersten Tage scheidet dein Baby nur wenig Urin aus, da es nur kleine Mengen Kolostrum trinkt. Mit steigender Milchmenge nimmt die Urinmenge zu und dein Baby füllt mindestens 4–6 Einmalwindeln täglich.

Wunder Baby-Popo

Die Gründe für einen gereizten, roten oder sogar wunden Po können vielfältig sein. Hast du die Windelmarke gewechselt? Oder nutzt du Feuchttücher? Zahnt oder wächst dein Baby?

Im Windelbereich herrscht immer ein feuchtes Milieu und auch Pilze können wachsen. Liegt ein Windelsoor vor, braucht es ein Antimykotikum. Ist der Po nur gereizt oder wund, reinige ihn bestenfalls mit Schwarztee. Tupfe den Po vorsichtig mit getränkten Schwarztee-Kompressen ab, lass die Gerbstoffe einziehen und versorge ihn dann mit einer Wundcreme. Auch Heilwolle kann bei einem geröteten Po zur Verbesserung führen. Lass dein Baby immer wieder frei strampeln, damit Luft an den Windelbereich kommt. Auch Rotlicht oder eine Soft-Laser-Therapie kann die Wunden schneller heilen lassen.

SÄUGLINGSPFLEGE

Die Säuglingspflege ist eine liebevolle und wichtige Aufgabe, um das Wohlbefinden deines Babys aufrechtzuerhalten.

Das erste Bad

Warte gerne ein bis zwei Wochen mit dem ersten Bad, denn das Wasser löst die Reste der Käseschmiere weg – die beste Hautpflege, an deren Rezept noch keine Wissenschaft heran kam. Das Bad kann in einem Waschbecken, in einer Babybadewanne, in einem Eimer oder in einer größeren Schüssel passieren. Achte darauf, dass die Grundbedürfnisse deines Babys gestillt sind, um das Baden angenehm zu gestalten. Dein Baby sollte nicht hungrig, müde oder krank sein. Erwärme den Raum, lege ausreichend Handtücher sowie frische Klamotten bereit und achte auf eine entspannte Atmosphäre. Temperiere das Wasser auf 37,5 °C und lass so viel ein, dass dein Baby im Wasser schwimmen kann. Gib etwas Muttermilch oder ein paar Tropfen Öl ins Badewasser, um die sanfte Haut rückzufetten. Achte darauf, dass die Babyfüßchen immer Kontakt zum Rand haben, damit sich dein Baby nicht verloren fühlt. Nach maximal drei bis fünf Minuten nimmst du dein Baby aus dem Wasser und wickelst es in ein warmes Handtuch ein. Weint dein Baby sehr, stille es einfach nochmal kurz bevor du es in Ruhe anziehst. Wenn die Haut deines Babys keine trockenen Stellen aufweist, ist es nach dem Baden nicht erforderlich, sie einzuölen oder einzucremen.

Die richtige Hautpflege für Babys

Weniger ist oft mehr, insbesondere bei der Hautpflege von Babys. Früher wurde häufig übermäßig gecremt und gepudert, jedoch hat man heute erkannt, dass eine übermäßige Pflege der Haut zu Allergien führen kann. Wenn die Haut deines Babys keine trockenen Stellen zeigt, ist in der Regel keine zusätzliche Pflege erforderlich. Sollten jedoch trockene Stellen auftreten, ist es ratsam, diese mit deiner Hebamme oder deinem Kinderarzt zu besprechen, um geeignete Maßnahmen zu ergreifen.

Hilfe, mein Baby schält sich

Nach der Geburt wechselt jedes Baby seine äußerste Hautschicht. Nach 10 Monaten Baden im Fruchtwasser trocknet die oberste Schicht ab und schält sich. Auch hier ist meist keine Pflege nötig. Es kann passieren, dass an den Arm- oder Fußgelenken die Haut etwas einreißt. Schmiere hier einfach etwas Muttermilch oder reines Bio-Öl auf die betroffenen Stellen.

Das gepunktete Näschen

Milien sind 1–2 mm große, gelblich-weiße, leicht erhabene Pünktchen, meist auf der Nase oder im Gesicht verteilt. Es handelt sich um mit Hornmaterial gefüllte Zysten der Talg- oder Schweißdrüsen, die nach wenigen Wochen von allein verschwinden.

Die Neugeborenen-Akne

Die Neugeborenen-Akne entsteht durch die hormonelle Umstellung des Neugeborenen nach der Geburt. Verantwortlich ist eine Überaktivität der Talgdrüsen, sodass der vermehrte Talg die Poren verstopft und zu kleinen Entzündungen führt. Die Akne betrifft vorwiegend das Gesicht, insbesondere Wangen, Nase und Stirn.

Sie erreicht ihren Höhepunkt nach zwei bis drei Wochen und beginnt dann in den meisten Fällen wieder abzuklingen.

Das Neugeborenen-Exanthem

Beim Neugeborenen-Exanthem ist die Haut gerötet und kann Knötchen oder Pusteln aufweisen. Sie startet meist am 2. Lebenstag und verschwindet innerhalb von 14 Tagen wieder von selbst. Die Rötung entsteht durch eine Reaktion des Immunsystems.

Die Pflege des Nabelschnurrests

Nach der Geburt verbleibt ein Rest der Nabelschnur am Bauch deines Babys, eventuell mit einer Nabelklemme. Nach und nach trocknet dieser Rest aus und fällt schließlich von allein ab. Im Heilungsprozess kann der Nabel immer mal wieder bluten oder gelbliches Sekret abgeben. Deine Hebamme schaut zu Beginn regelmäßig nach dem Nabel und desinfiziert beziehungsweise pudert ihn bei Bedarf.

Ist der Bauchnabel nicht gerötet und riecht der Stumpf nicht streng, bedarf dieser natürliche Abheilungsprozess keiner weiteren Pflege. Meist fällt der Nabelstumpf innerhalb der ersten zehn Tage ab.

Babys erste Maniküre

Nach der Geburt ist der Nagel deines Babys noch mit der Nagelhaut verwachsen. Auch wenn dein Neugeborenes mit langen Fingernägeln auf die Welt kommt, sind sie noch weich und fallen immer wieder ab. Erst nach vier bis sechs Wochen härten die Nägel nach und nach aus und die Nagelhaut löst sich. Jetzt darfst du die Nägel schneiden oder feilen.

HEBAMMENTIPP

Warte mit der Maniküre, bis dein Baby tief und fest schläft. So kannst du es nicht verletzen.

WISSENSWERTES ÜBER DEIN BABY

Es gibt eine Fülle von faszinierenden Fakten über dein Baby, die dich staunen lassen werden. Zum Beispiel entwickelt sich das Gehirn deines Babys in den ersten Jahren schneller als jemals wieder im Leben. Außerdem kommuniziert dein Neugeborenes von Geburt an auf seine eigene Weise, durch Mimik, Geräusche und Bewegungen. Es ist erstaunlich zu beobachten, wie sich die Sinne deines Babys entwickeln und wie es die Welt um sich herum entdeckt.

Die Sprache hinter den Babytränen

Wenn dein Baby weint, ist es sein Weg, mit dir zu kommunizieren und seine Bedürfnisse auszudrücken. Es sehnt sich oft nach deiner Nähe, nach Nahrung oder Trost. Manchmal kann auch eine nasse Windel oder Übermüdung Unbehagen verursachen. In den ersten Lebenswochen können Babys besonders empfindlich auf Reize reagieren, insbesondere in den Nachmittags- und Abendstunden, wenn ihr Cortisolspiegel erhöht ist. Um sie zu beruhigen und ihnen Geborgenheit zu bieten, kannst du dein Baby zu Beginn in einem Tuch oder einer Babytrage tragen, um es vor übermäßigen Reizen zu schützen und ihnen das Gefühl von Sicherheit zu geben.

Drei-Monats-Koliken oder viertes Trimenon?

Die 3-Monats-Koliken sind tatsächlich ein Mythos. Lange ist man davon ausgegangen, dass Babys die ersten drei Monate aufgrund der Darmunreife Blähungen oder Koliken haben. Aber das stimmt nicht.

Die Ursache für das Schreien ist die *»frühkindliche Regulationsstörung«*. Man spricht hier auch gerne vom 4. Trimenon. Zehn Monate ist dein Baby in einer kleinen geschützten Höhle aufgewachsen und plötzlich verändert sich alles und damit ist es erstmal überfordert.

Dein Baby hat zu Beginn noch nicht die Fähigkeit sich selbst zu regulieren und braucht die ersten drei Monate sehr viel Körpernähe und Schutz. Oftmals beginnt die Regulationsstörung um die zweite Lebenswoche und endet nach dem dritten Monat. Ist dein Baby unruhig, findet schlecht in den Schlaf oder weint am Abend sehr viel, ist es von der Regulationsstörung betroffen. Trage dein Baby so oft es geht am Körper. Nur dort fühlt es sich sicher und kann langsam Vertrauen zu seiner neuen Umwelt gewinnen.

Weint dein Baby viel, versuche es zu stillen. Durch das Nuckeln und den Körperkontakt kann es sich besser regulieren. Auch Bonding und Ruhe helfen deinem Baby. Ruhe ist hier das A und O. Je weniger Reize, desto besser. Kein Pezziball, kein Auf- und Ablaufen, kein Herumtragen. Setze dich mit deinem weinenden Baby hin, wippe ganz langsam hin und her, halte es fest an dich, summe oder singe leise und höre ihm vor allem zu. Habe keine Angst vor Babytränen. Für den Säugling ist das Weinen das elementare, natürliche Ausdrucks-

und Kommunikationsmittel. Weint dein Baby, hat es keine Schmerzen, sondern möchte dir nur von seinem Tag erzählen.

Niesen – der natürliche Reinigungsmechanismus für kleine Nasen

Wenn dein Baby niest, heißt es nicht, dass es krank ist. Neugeborene niesen sehr oft, um ihre Nase von Fruchtwasser und Milch zu befreien. Auch die Staubpartikel aus der Luft können die Schleimhäute kitzeln, da sie nach 10 Monaten Wasser noch nicht an unsere trockene, staubige Luft gewöhnt sind.

Babys erster Schnupfen?

Häufig zeigen Babys kurz nach der Geburt ein Röcheln und eine verstopfte Nase. Keine Angst, dein Baby hat vermutlich keinen Schnupfen. Die Atemwege sind bei einem Baby noch klein und eng, was dazu führt, dass Schleim und Sekret leichter feststecken. Die Muskeln, welche die Atemwege kontrollieren und beim Husten helfen, müssen noch stark werden. Ein Reflux oder das Stillen in liegender Position kann die Schleimbildung vermehren. Meist löst sich der Schleim in aufrechter Haltung und das Baby kann ihn runterschlucken oder ausniesen. Trinkt dein Baby einwandfrei, kann schlafen und wirkt gesund, musst du das Röcheln nicht weiter beachten. Eine erhöhte Luftfeuchtigkeit in der Schlafumgebung sowie ein leicht erhöhtes Liegen können deinem Baby helfen.

Schluckauf für eine starke Lunge

Schon im Bauch hast du bestimmt immer wieder das rhythmische Zucken wahrgenommen. Ab der 9. Schwangerschaftswoche trainiert das Baby mit Schluckauf seine Atemfunktion. Durch das immer wiederkehrende Zusammenziehen des Zwerchfells wird die Atemfunktion stabilisiert und die Lungen in ihrer Entwicklung unterstützt. Das erklärt, warum wir Erwachsenen so gut wie keinen Schluckauf mehr haben, Neugeborene dafür besonders oft, meist nach jedem Stillen.

Kein Bäuerchen, kein Problem!

Ein vollgestilltes Baby ohne Hilfsmittel trinkt wunderbar an der Brust und schluckt dabei keine Luft. Es braucht dadurch auch kein Bäuerchen. Wie ist es mit Babys, die mit Stillhütchen trinken oder mit einer Flasche gefüttert werden? MRT-Aufnahmen zeigen: Diese Babys schlucken nicht mehr Luft als Babys an der Brust, das heißt, auch diese Babys brauchen nicht zwingend ein Bäuerchen. Du kannst deinem Baby gerne ein Bäuerchen anbieten, indem du es sanft über deine Schulter legst. Ist dein Baby aber beim Trinken eingeschlafen, lass es gerne weiterschlafen.

Die ersten Wochen ohne Spielzeug

Du wirst erstaunt sein, dein Baby braucht die ersten zwölf Wochen kein Spielzeug – beziehungsweise solltest du auf gar keinen Fall Spielzeug verwenden. In den ersten Wochen ist dein Baby damit beschäftigt, anzukommen. Jeder Tag ist wie eine Weltreise. Das unreife Gehirn deines Babys ist genug damit beschäftigt, all diese Reize zu verarbeiten. Jede Rassel, jeder Spielebogen, jedes Mobile stresst dein Neugeborenes nur und lässt es das Stresshormon Cortisol ausschütten, was dein Baby zunehmend reizt und seinen Schlaf stört.

Nach vier bis acht Wochen sieht dein Baby zunehmend mehr und ist aufmerksamer. Aber auch hier kein Grund zu Spielsachen zu greifen! Möchte dein Baby nicht allein liegen, liegt es nicht daran, dass ihm langweilig ist, sondern daran, dass es zu dir möchte. Es sucht Schutz und Geborgenheit, keine Beschäftigung. Du musst dein Baby in den ersten Wochen nicht fördern. Du musst es beschützen. Versuche dein Baby bestenfalls die ersten Wochen sogar von Reizen abzuschirmen, zum Beispiel durch Tragen in einem Tragetuch oder einer Trage. Nach dem 3-Monats-Schub beginnt dein Baby echtes Interesse an Dingen zu zeigen und versucht zunehmend danach zu greifen. Das ist der Zeitpunkt, an dem dein Baby mit Händen und Füßen beginnt, die Welt zu erkunden. Versuche auch hier, dein Baby nicht mit zu vielen Spielsachen oder übermäßig bewegenden Objekten zu überfordern.

Dein Baby braucht keine Söckchen

Es ist erstaunlich, wie viel gleichzeitig im Körper eines Babys geschieht, insbesondere in Bezug auf die Durchblutung des Oberkörpers, die lebenswichtige Organe und das Gehirn versorgt. Die Feinabstimmung der Durchblutung, insbesondere in den Händen und Füßen, ist bei kleinen Kindern noch nicht perfekt entwickelt. Daher fühlen sich die Hände und Füße des Babys oft kühler an als der Rest seines Körpers. Das ist aber kein Grund, Handschuhe und Söckchen anzuziehen.

Der wichtigste Grund, warum du auf Söckchen verzichten solltest, ist, dass du deinem Baby die Orientierung und Sicherheit nimmst. Besonders zu Beginn kann dein Baby kaum etwas sehen. Um sich zu orientieren, verlässt es sich hauptsächlich auf seinen Tastsinn neben dem Riechzentrum. Indem es seine Umgebung mit Händen und Füßen erkundet, tastet es nach Sicherheit, und wenn es deine warme Haut spürt, fühlt es sich sofort geborgen. Auch später lernen sich Robben, Krabbeln und Aufstehen ohne Socken besser. Sind die Füßchen sehr kalt, massiere sie gerne sanft oder kuschel dein Baby an dich. Achte im Freien darauf, dass die Füßchen vor kalten Temperaturen ausreichend geschützt werden.

Die sanfte Kraft der Osteopathie

Osteopathie kann erstaunliche Ergebnisse erzielen, besonders nach der Geburt. Durch den engen Geburtskanal kann es häufig vorkommen, dass die kleinen Wirbelchen des Babys verrutschen. Dies kann sich durch eine schiefe Haltung beim Liegen auf dem Rücken, übermäßige Anspannung oder eine einseitige Kopfdrehung zeigen. Schwierigkeiten beim Stillen, übermäßiges Weinen oder vermehrtes Spucken können ebenfalls Anzeichen sein. Ein Besuch bei einem Kinderosteopathen kann in solchen Fällen wahre Wunder bewirken. Selbst wenn keine offensichtlichen Beschwerden vorliegen, kann es sinnvoll sein, das Baby zur osteopathischen Untersuchung zu bringen.

Babys erste Mini-Pubertät

Du als werdende Mama produzierst in der Schwangerschaft viel Östrogen, das Hormon, das vor allem für die Reifung und die Funktionsfähigkeit der Plazenta und für den Schwangerschaftserhalt sorgt. Das Hormon kreist in deinem Blutkreislauf und findet seinen Weg auch in den Blutkreislauf deines Kindes. Das Hormon Östrogen sorgt bei Mädchen dafür, dass sich, wie bei uns in der ersten Hälfte unseres Zyklus, die Gebärmutterschleimhaut aufbaut. Mit der Geburt stoppt der Nachschub an Östrogen und die kleine aufgebaute Schleimhaut blutet ab. Also erschrick nicht, wenn du Blut in der Windel vorfindest. Und keine Angst, die Blutungsmenge ist ganz gering und hält maximal wenige Tage an. Dein Baby kann aber nicht nur bluten, auch ein kleiner Milcheinschuss ist nach der Geburt möglich. Du produzierst in der Schwangerschaft das milchbildende Hormon Prolaktin, um deine Milchdrüsen auf das Stillen vorzubereiten. Dieses Hormon gelangt ebenfalls in geringen Mengen zu deinem Baby und kann nach der Geburt zu einer Brustdrüsenschwellung führen und sogar kleine Tropfen *»Hexenmilch«* bilden – bei Mädchen, wie auch bei Jungen. Nicht nur die Brust kann geschwollen sein, häufig zeigen sich in den ersten Tagen nach der Geburt auch geschwollene Hoden und Schamlippen. Auch das liegt am Hormonüberschuss durch dich als Mutter. Deine Hebamme behält die Besonderheiten im Blick. Bis auf eine mögliche Brustentzündung kann deinem Baby nichts passieren und die Symptome verschwinden nach wenigen Tagen wieder.

Speikind gleich Gedeihkind?

Spuckt dein Baby, kann das mehrere Ursachen haben. Meist ist jegliche Sorge völlig unbegründet. Der Verschluss des Mageneingangs ist zu Beginn noch nicht ganz ausgereift und führt dazu, dass direkt nach dem Stillen oder auch später eine kleine Menge Milch zurückfließt. Das nennt sich Reflux. Nimmt dein Baby ausreichend an Gewicht zu, ist das Spucken nicht schlimm. Spuckt dein Baby jedoch immer wieder oder stetig große Mengen Milch, solltest du das unbedingt kinderärztlich abklären lassen. Meist liegt eine Kuhmilcheiweißallergie vor, was die stillende Mutter mit einer laktosefreien Ernährung gut in den Griff bekommt. Aber auch eine Engstelle des Magenausgangs kann ursächlich für ein starkes Spucken sein und muss schnell therapiert werden. Schreit dein Baby in Verbindung mit dem Spucken, kann ein gastroösophagealer Reflux vorliegen. Hier ist die Speiseröhre durch das ständige Zurückfließen der Magensäure gereizt und führt zu Schmerzen. Ist dein Baby von einem normalen Reflux betroffen, kannst du das Spucken minimieren, indem du dein Baby häufiger anlegst und kleinere Mahlzeiten fütterst. Das aufrechte Halten über zwanzig Minuten oder ein erhöhtes Lagern des Oberkörpers nach dem Stillen kann ebenso helfen. Ab dem 4. Lebensmonat nimmt das Spucken in der Regel ab, da sich die Muskulatur stärkt.

Für ein glückliches Baby: Brust vor Schnuller

Ein Säugling hat das Grundbedürfnis zu saugen, auch über die Nahrungsaufnahme hinaus. Das sogenannte non-nutritive Saugen beruhigt, wirkt schmerzlindernd, hilft beim Einschlafen, tröstet und erleichtert die Aktivität des Verdauungssystems. Schon im Mutterleib saugt das Baby an seinem Daumen. Zeigt dein Baby ein Saugbedürfnis, sollte vorrangig die Brust gegeben werden, auch für ein non-nutritives Saugen. Stillst du dein Baby, sollte kritisch abgewogen werden, ob du einen Schnuller einsetzen möchtest. Ein Schnuller kann zu einer Saugverwirrung, einer unzureichenden Milchbildung und zu einem verfrühten Abstillen führen. Eine Kieferfehlstellung und eine Sprachentwicklungsstörung können ebenfalls aus einem Schnuller resultieren. Wünscht du das Nutzen eines Schnullers, beginne damit bestenfalls erst, wenn eure Stillbeziehung erfolgreich etabliert ist und nutze ihn nur so wenig wie nötig. Gib deinem Baby trotz Schnuller die benötigte Zuwendung und den engen Körperkontakt.

Mit einem warmen Herzen und einem Hauch von Wehmut nähern wir uns dem Ende dieses Buches. Nun steht ihr kurz davor, eure eigene Geschichte als Eltern zu schreiben.

Die Zeit der Schwangerschaft, Geburt und der frühen Elternschaft ist eine Zeit voller Veränderungen, Herausforderungen und wundervoller Momente. Es ist eine Zeit, in der ihr als Paar zusammenwachst und eine tiefe Bindung zu eurem Baby aufbaut. Jedes Kapitel bringt neue Erfahrungen, Emotionen und Lektionen mit sich, die euch als Eltern wachsen lassen.

Ich wünsche euch von Herzen alles Gute für die bevorstehende Geburt und die wundervollen Abenteuer, die euch als Familie erwarten. Vergesst nicht, euch selbst und einander Zeit, Geduld und bedingungslose Liebe zu schenken, während ihr eure ganz eigene Geschichte schreibt.

In Liebe und Dankbarkeit
Eure Hebamme Isabelle

FSC
www.fsc.org
MIX
Papier | Fördert gute Waldnutzung
FSC® C083411

Zeitfracht Medien GmbH
Ferdinand-Jühlke-Straße 7
99095 Erfurt, Deutschland
produktsicherheit@kolibri360.de

Druck:
CPI Druckdienstleistungen GmbH
im Auftrag der
Zeitfracht Medien GmbH
Ein Unternehmen der Zeitfracht - Gruppe
Ferdinand-Jühlke-Str. 7
99095 Erfurt